小児期
シェーグレン症候群
診療の手引き

SS

2018年版

編 集／
厚生労働科学研究費補助金 難治性疾患等政策研究事業 若年性特発性関節炎を主とした小児リウマチ性疾患の診断基準・重症度分類の標準化とエビデンスに基づいたガイドラインの策定に関する研究班
シェーグレン症候群分担班

協力／日本小児リウマチ学会, 日本リウマチ学会

監修／日本シェーグレン症候群学会

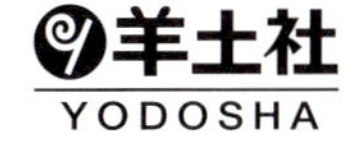
羊土社
YODOSHA

謹告

本書に記載されている診断法・治療法に関しては，発行時点における最新の情報に基づき，正確を期するよう，著者ならびに出版社はそれぞれ最善の努力を払っております．しかし，医学，医療の進歩により，記載された内容が正確かつ完全ではなくなる場合もございます．

したがって，実際の診断法・治療法で，熟知していない，あるいは汎用されていない新薬をはじめとする医薬品の使用，検査の実施および判読にあたっては，まず医薬品添付文書や機器および試薬の説明書で確認され，また診療技術に関しては十分考慮されたうえで，常に細心の注意を払われるようお願いいたします．

本書記載の診断法・治療法・医薬品・検査法・疾患への適応などが，その後の医学研究ならびに医療の進歩により本書発行後に変更された場合，その診断法・治療法・医薬品・検査法・疾患への適応などによる不測の事故に対して，著者ならびに出版社はその責を負いかねますのでご了承ください．

序

シェーグレン症候群（Sjögren's syndrome：SS）は，涙腺・唾液腺を主とした全身の系統的な外分泌腺の障害をきたす自己免疫疾患の1つです．一方，種々の自己抗体の出現やγグロブリンの高値を認め，多彩な腺外症状を認めることでも知られています．小児では，成人SSの特徴である乾燥症状を主訴に受診してくる症例はほとんどおらず，原因不明の発熱や下肢の紫斑で発見され精査によってようやく診断がついたり，慢性疲労症候群と同様な強度の全身倦怠感に常時さいなまれた患者さんもいました．慢性疾患として位置づけられているので，経過中にさまざまな臓器障害を呈してくる例も少なくなく，適切な診断と経過観察を要する疾患であるともいえます．

今回，厚生労働省科学研究「若年性特発性関節炎を主とした小児リウマチ性疾患の診断基準・重症度分類の標準化とエビデンスに基づいた診療ガイドラインの策定に関する研究」のSS分担班の班員が協同して本手引き原案を作成し，日本小児リウマチ学会と日本リウマチ学会の協力，日本シェーグレン症候群学会の監修を得て完成することができました．

この「小児期シェーグレン症候群診療の手引き」では，主に一般病院・診療所での日常診療に重きをおき，本疾患の発見，診断，治療について一冊にまとめていますので，お気軽に手に取ってみてください．もしご興味がおありになるなら，日本シェーグレン症候群学会から発刊されている「シェーグレン症候群の診断と治療マニュアル　第2版」（日本シェーグレン症候群学会/編，診断と治療社）や厚生労働科学研究費補助金 難治性疾患等政策研究事業「自己免疫疾患に関する調査研究」による「シェーグレン症候群診療ガイドライン2017」（診断と治療社）を同時にぜひ参照いただければ幸いです．

全体を通して読んでいただければ，小児期発症SSとはどのようなものか，どういう特徴があるのか，しっかりわかっていただけると確信しています．

2018年3月

厚生労働科学研究費補助金 難治性疾患等政策研究事業 若年性特発性関節炎を主とした小児リウマチ性疾患の診断基準・重症度分類の標準化とエビデンスに基づいたガイドラインの策定に関する研究班
研究代表者
森　雅亮

緒　言

シェーグレン症候群（Sjögren's syndrome：SS）は，「中年女性に多い眼と口の乾く疾患」というイメージが定着しており，小児科領域ではそもそも鑑別疾患として考えられてこなかった．たしかに，SSの特徴といわれる乾燥症状を訴える小児はほとんどいない．しかし，乾燥症状は外分泌腺の障害が進行し，機能低下が明らかになって初めて出現するものである．さらに一般に「乾燥症状」といわれるものはほとんどが自覚症状であり，感じ方には個人差が大きい．本書の中で詳しく述べるが，小児期SS患者の多くは，外分泌腺の障害が軽度で機能低下も進行していない．このため，成人患者のデータを基に作成されたこれまでの診断基準・分類基準ではSSと診断・分類されない例が多く存在するのである．日本シェーグレン症候群学会と日本小児リウマチ学会では合同でワーキンググループ（WG）を立ち上げて，「小児期シェーグレン症候群診断の手引き」を策定した．このWGには，北海道から九州まで，各地域の小児リウマチ中核施設の経験豊富な小児リウマチ専門医が参加した．そのメンバーが「難治性疾患政策研究事業「若年性特発性関節炎を主とした小児リウマチ性疾患の診断基準・重症度分類の標準化とエビデンスに基づいたガイドラインの策定に関する研究班（代表 森　雅亮 教授）」SS分担班を構成し，本書の作成にあたった．

上記のように，小児期SSはそもそも診断されないことが問題であるため，本書は臨床像と診断の部分にかなりページを割いている．治療については，小児患者のエビデンスが少なく，また，SS自体の臨床経過が個人差が大きく標準的な治療法を設定しにくいため，症例報告やメンバーの経験からのエキスパートオピニオンとなっている．しかし，現時点で得られる情報を一通り網羅したので小児期SSの診療をするうえでの参考として大いに役立つものと考えている．

小児期SSの診療の歴史は始まったばかりである．発症早期と思われる小児期SS患者の症例の蓄積は，成人も含めたSS患者の病因・病態解明，治療法の確立に役立つはずである．そしてそれは，SSのこどもたち，さらにそのこどもたちがquality of lifeを維持した生活が送れるようになることに結びつく．その過程に，本書が少しでも役に立つなら，執筆者一同にとって望外の喜びである．

2018年3月

執筆者を代表して

冨板美奈子

目　次

略語一覧

略語	欧文	日本語
ACHB	autoimmune congenital heart block	自己免疫性先天性房室ブロック
ACPA	anti-cyclic citrullinated peptide antibody	抗環状シトルリンペプチド抗体（抗CCP抗体）
ACR	American College of Rheumatology	米国リウマチ学会
AECG Criteria	American-European Consensus Group Criteria	アメリカ・ヨーロッパ改訂分類基準
APS	anti-phospholipid antibody syndrome	抗リン脂質抗体症候群
AQP	aquaporin	アクアポリン
DID	double immunodiffusion	二重免疫拡散法
EULAR	European League Against Rheumatism	ヨーロッパリウマチ学会
GVHD	graft-versus-host disease	移植片対宿主病
HLA	human leucocyte antigen	ヒト白血球抗原
IVIG	intravenous immunoglobulin	静注ガンマグロブリン
JIA	juvenile idiopathic arthritis	若年性特発性関節炎
M3R	M3-muscarinic receptor	M3-ムスカリン受容体
MALT	mucosa associated lymphoid tissue	粘膜関連リンパ組織
MCTD	mixed connective tissue disease	混合性結合組織病
MG	micro-globulin	ミクログロブリン
MMF	mycophenolate mofetil	ミコフェノール酸モフェチル
MMP-3	matrix metalloproteinase-3	マトリックスメタロプロテイナーゼ-3
MRI	magnetic resonance imaging	核磁気共鳴画像
MTX	methotrexate	メトトレキサート
NAG	N-acetyl-β-D-glucosaminidase	N-アセチル-β-D-グルコサミニダーゼ
NLE	neonatal lupus erythematosus	新生児ループス
NSAIDs	non-steroidal anti-inflammatory drugs	非ステロイド系抗炎症薬
RA	rheumatoid arthritis	関節リウマチ

略語	欧文	日本語
RCT	randomized controlled trial	ランダム化対照比較試験
RF	rheumatoid factor	リウマトイド因子
RTA	renal tubular acidosis	尿細管性アシドーシス
SAA	serum amyloid A	血清アミロイドA
SLE	systemic lupus erythematosus	全身性エリテマトーデス
SS	Sjögren's syndrome	シェーグレン症候群
TBII	TSH binding inhibitory immunoglobulin	TSH結合阻止抗体
TgAb	anti-thyroglobulin antibody	抗サイログロブリン抗体
TPOAb	anti-thyroid peroxidase antibody	抗甲状腺ペルオキシダーゼ抗体
TRAb	anti-TSH receptor antibody	抗TSH受容体抗体
TRAIL	tumor necrosis factor-related apoptosis-inducing ligand	腫瘍壊死因子関連アポトーシス誘導リガンド
TSAb	TSH stimulating antibody	TSH刺激性受容体抗体
TSH	thyroid stimulating hormone	甲状腺刺激ホルモン

執筆・協力者一覧

編　集

厚生労働科学研究費補助金 難治性疾患等政策研究事業
若年性特発性関節炎を主とした小児リウマチ性疾患の診断基準・重症度分類の標準化とエビデンスに基づいたガイドラインの策定に関する研究班 シェーグレン症候群分担班

研究代表者

森　雅亮　東京医科歯科大学大学院医歯学総合研究科生涯免疫難病学講座 教授
日本小児リウマチ学会 理事長
日本リウマチ学会小児リウマチ性疾患調査検討小委員会 委員

研究分担者

冨板美奈子　千葉県こども病院アレルギー・膠原病科 部長
日本リウマチ学会小児リウマチ性疾患調査検討小委員会 委員

研究協力者（五十音順）

伊藤保彦*　日本医科大学大学院医学研究科小児・思春期医学 教授
井上祐三朗*　東千葉メディカルセンター小児科 副部長
千葉大学大学院医学研究院総合医科学 特任講師
岩田直美*　あいち小児保健医療総合センター感染・免疫科 医長
梅林宏明*　宮城県立こども病院総合診療科 部長，リウマチ・感染症科 科長
岡本奈美*　大阪医科大学大学院医学研究科泌尿発達・生殖医学講座小児科 助教
小林一郎*　KKR札幌医療センター小児・アレルギーリウマチセンター長
北海道大学大学院医学研究院小児科学教室 客員教授
野中由希子　鹿児島大学病院小児診療センター小児科
原　良紀　横浜市立大学発生成育小児医療学 助教

＊日本リウマチ学会小児リウマチ調査検討小委員会委員

執筆協力者（五十音順）

（小児期シェーグレン症候群診断基準策定ワーキンググループ）

梅原久範　市立長浜病院リウマチ膠原病内科 責任部長
斎藤一郎　鶴見大学歯学部病理学講座 教授
佐藤泰憲　千葉大学大学院医学研究院 准教授
高村悦子　東京女子医科大学眼科学講座 臨床教授
吉原俊雄　東都文京病院耳鼻咽喉科 部長
東京医科大学耳鼻咽喉科・頭頸部外科 客員教授

協 力

日本小児リウマチ学会
日本リウマチ学会

監 修

伊藤保彦　日本医科大学大学院医学研究科小児・思春期医学 教授
日本小児リウマチ学会 前・理事長
日本リウマチ学会小児リウマチ性疾患調査検討小委員会 委員
武井修治　鹿児島大学 名誉教授
鹿児島大学大学院医歯学総合研究科発生発達成育学 客員研究員
日本リウマチ学会小児リウマチ性疾患調査検討小委員会 委員長

日本シェーグレン症候群学会

小児期シェーグレン症候群（SS）診療の手引き 2018年版

第1章 はじめに～シェーグレン症候群とは

- シェーグレン症候群（SS）は，涙腺・唾液腺を主とした全身の系統的な外分泌腺の障害，種々の自己抗体やガンマグロブリンの高値を認め，また多彩な腺外障害を認めることがある全身性の炎症性自己免疫疾患である．
- 慢性の経過をとり，適切な診断と経過観察を要する．

シェーグレン症候群（Sjögren's syndrome：SS）とはスウェーデンの眼科医Henrik Sjögrenが1933年に詳細を報告した[1]，以下の3つを特徴とする全身性の炎症性疾患である．

①涙腺・唾液腺を主とした全身の系統的な外分泌腺の障害
②種々の自己抗体やガンマグロブリンの高値を認め，自己免疫疾患と考えられる
③多彩な腺外臓器障害を認めることがある

一般には「中年女性に多くみられる眼と口が乾く病気」と認識され，小児には稀な疾患と思われているが，後述のように小児の患者数は少なくない[2, 3]．SSは外分泌腺の症状以外に多彩な腺外臓器障害をきたす全身性疾患であり，重篤な腺外臓器障害が契機となって診断される症例も報告されている．また，慢性疾患であるため，経過中にさまざまな臓器障害を呈してくる例があり[4]，適切な診断と経過観察を要する疾患である．一方，小児期にすでに唾液分泌量低下，う歯の多発を認める患者もいるが，小児ゆえにSSが鑑別疾患として考えられず，診断が遅れるケースも散見される．

この「小児期シェーグレン症候群診療の手引き」では，主に一般病院・診療所での日常診療における小児期SSの診断および治療管理について簡潔にまとめる．なお，診断手技の詳細は日本シェーグレン症候群学会から発刊されている「シェーグレン症候群の診断と治療マニュアル 改訂第2版」を参考にしていただきたい．また，厚生労働科学研究費補助金 難治性疾患等政策研究事業「自己免疫疾患に関する調査研究班」により「シェーグレン症候群診療ガイドライン2017年版」[5]が公表されたので，こちらも参照されたい．

なお，この手引きの内容は現時点での文献やエキスパートオピニオンに基づいたものであり，医事紛争や医療訴訟の資料として用いることは適切ではない．また，治療に使われる薬剤は，必ずしも保険適用とはなっていない．今後，新たな情報をもとに改訂・修正していく予定である．

文献

1) Sjögren H：Zur Kenntnis der Keratoconjunctivitis sicca（Keratitis filiformis bei Hypofunktion der Trnendrusen）. Acta Ophtalmol（Suppl 2），11：1-151，1933
2) Fujikawa S & Okuni M：A nationwide surveillance study of rheumatic diseases among Japanese children. Acta Paediatr Jpn，39：242-244，1997
3) 武井修治，加藤忠明：小児慢性特定疾患治療研究事業（小慢）のデータベースを利用した稀少膠原病の検討―小児シェーグレン症候群．平成18年度厚生労働省科学研究費補助金分担研究報告書，20-23，2007
4) 冨板美奈子，河野陽一：小児のシェーグレン症候群．「シェーグレン症候群の診断と治療マニュアル 改訂第2版」（日本シェーグレン症候群学会/編，住田孝之，川上 純/監），pp.184-194，診断と治療社，2014
5)「シェーグレン症候群診療ガイドライン2017年版」（厚生労働科学研究費補助金難治性疾患等政策研究事業 自己免疫疾患に関する調査研究班/編），診断と治療社，2017

第2章 分類基準

・SSを疑った場合，「小児期シェーグレン症候群　診断の手引き」に従って，診断を進める．検査結果により，SSらしさをdefinite SS, probable SS, possible SSに分類する．

第5章で後述するSSを疑わせる症状や臨床検査値の異常を示した小児患者を診察した場合，SSを鑑別診断の1つとして「小児期シェーグレン症候群 診断の手引き」(第5章-Ⅲ参照)[1]に従って，SSに特徴的な血液検査および外分泌腺障害の検査をすすめる．鑑別診断によりSSと考えられる場合，血液検査，外分泌腺障害の検査の結果それぞれをスコアリングして，血清スコアの合計，および外分泌腺障害のスコア（唾液腺スコアの合計もしくは涙腺スコアのいずれか高い方）により，以下の表のようにSSらしさを分類する．スコアリングは上記「診断の手引き」の項に詳述する．

表 診断とSSらしさの分類

definite SS	涙腺スコアが2，かつ血清スコアが6以上
	唾液腺スコアが2以上，かつ血清スコアが6以上
probable SS	唾液腺スコアが1，かつ血清スコアが4以上
	涙腺スコアが2，かつ血清スコアが2～5
	唾液腺スコアが2以上，かつ血清スコアが2～5
possible SS	涙腺スコア2，あるいは唾液腺スコアが2以上で，血清スコアが1
	唾液腺スコアが1で血清スコアが1～3
	涙腺・唾液腺スコアがいずれも0であるが，血清スコアが4以上

文献

1) 冨板美奈子：シェーグレン症候群．「小児慢性特定疾病—診断の手引き」（日本小児科学会/監，国立成育医療研究センター 小児慢性特定疾病情報室/編），pp.463-465，診断と治療社，2016

第3章 疫学

・日本の小児期SSは2016年に273人（有病率1.25/10万人）が確認されている．発症年齢は小児期全体にわたっており，男子より女子に多く発症する．

1 成人も含めたSS患者数

厚生労働省特定疾患自己免疫疾患調査研究班のデータによると，2011年の本邦のSS患者は68,483人，平均年齢は60.8 ± 15.2歳，男女比は1：17.4であった[1]．有病率は55/10万人であるが，海外では有病率は50～200/10万人とされており，潜在的には10～30万人がSSに罹患していると推定される[2]．

2 小児期SS患者数

小児期SSに関しては，1998～2004年の7年間の小児慢性特定疾患（小慢）のデータベースから抽出した138人（有病率0.53/10万人）での男女比は1：4.7，発症年齢は11.0歳（1.1～17.9歳）であった[3]．2003年以降は小慢登録者数が年10人程度ずつ増加（2003年35人，2012年128人）しており，20歳未満で加療中の小児期SSの有病率は，2003年の0.13/10万人から2012年の0.56/10万人へと増加した[4-12]．しかし，小慢制度は無治療の場合は登録できず，二次性SSの場合は合併疾患への登録を優先する傾向がある．さらに乳幼児医療費補助がある場合は登録しないケースもみられるため，実際はさらに多くの患児が存在する．「若年性特発性関節炎を主とした小児リウマチ性疾患の診断基準・重症度分類の標準化とエビデンスに基づいた診療ガイドラインの策定に関する研究」が，小児科中核病院519施設に行ったアンケート調査（2016年10月現在，回収473施設，回収率91.1％）によると，小児期SSは273人（1.25/10万人）であった．

発症年齢は小児期全体にわたっている．男女比は1：8で女子に多い点は成人と同様であるが，二次性SSでは全身性エリテマトーデス（systemic lupus erythematosus：SLE）合併が多い点は，関節リウマチ（rheumatoid arthritis：RA）合併の多い成人とは異なる[13]．

文献

1) Tsuboi H, et al：Primary and secondary surveys on epidemiology of Sjögren's syndrome in Japan. Mod Rheumatol, 24：464-470, 2014
2) シェーグレン症候群（指定難病53）. 難病情報センター, 2015［http://www.nanbyou.or.jp/entry/267］
3) 武井修治, 加藤忠明：小児慢性特定疾患治療研究事業（小慢）のデータベースを利用した稀少膠原病の検討—小児シェーグレン症候群. 平成18年度厚生労働科学研究費補助金分担研究報告書, 20-23, 2007
4) 掛江直子, 他：平成24年度の小児慢性特定疾患治療研究事業の全国登録状況. 平成25年度厚生労働科学研究費補助金分担研究報告書, 7-48, 2014
5) 加藤忠明：平成23年度の小児慢性特定疾患治療研究事業の全国登録状況. 平成24年度厚生労働科学研究費補助金分担研究報告書, 13-39, 2013
6) 加藤忠明：平成21年度及び平成22年度の小児慢性特定疾患治療研究事業の全国登録状況. 平成23年度厚生労働科学研究費補助金分担研究報告書, 13-57, 2012
7) 加藤忠明：平成20年度小児慢性特定疾患治療研究事業の全国登録状況. 平成22年度厚生労働科学研究費補助金分担研究報告書, 13-39, 2011
8) 加藤忠明：平成19年度小児慢性特定疾患治療研究事業の全国登録状況. 平成21年度厚生労働科学研究費補助金分担研究報告書, 11-41, 2010
9) 加藤忠明：平成18年度小児慢性特定疾患治療研究事業の全国登録状況. 平成20年度厚生労働科学研究分担研究報告書, 11-38, 2009
10) 加藤忠明：平成17年度小児慢性特定疾患治療研究事業の全国登録状況. 平成19年度厚生労働科学研究分担研究報告書, 6-34, 2008
11) 加藤忠明：平成16, 17年度小児慢性特定疾患治療研究事業の全国登録状況. 平成18年度厚生労働科学研究分担研究報告書, 11-46, 2007
12) 加藤忠明：平成15年度小児慢性特定疾患治療研究事業の全国登録状況. 平成17年度厚生労働科学研究分担研究報告書, 11-41, 2006
13) 冨板美奈子, 河野陽一：小児のシェーグレン症候群.「シェーグレン症候群の診断と治療マニュアル 改訂第2版」（日本シェーグレン症候群学会/編, 住田孝之, 川上 純/監）, pp.184-194, 診断と治療社, 2014

第4章 病因・病態

・SSは自己免疫性外分泌腺炎であり，遺伝的背景を基盤に環境因子などが誘因となって生じると考えられる．
・組織破壊においては自己抗体や自己反応性T細胞を介した腺細胞のアポトーシスが重要と考えられている．

SSは自己免疫性外分泌腺炎と捉えることができる．HLA（human leucoyte antigen：ヒト白血球抗原）などの遺伝的背景をもつ個体において，感染症などの環境因子や，中年女性においては女性ホルモンの減少などがトリガーとなって生じると考えられる．

病変部へのリンパ球の巣状の浸潤が本疾患に特徴的であり，抗原特異的免疫反応であることを示唆している．実際，病変部浸潤細胞には自己反応性BおよびT細胞がみられる．自己抗体のうち抗SS-A/Ro抗体は胎児心ブロックに，M3-ムスカリン受容体（M3-muscarinic receptor：M3R）は唾液腺上皮細胞におけるカルシウムイオン流入阻止やM3Rの細胞内への取り込みや上皮細胞のアポトーシス誘導に直接関与している可能性が示されている．

また自己抗体-自己抗原免疫複合体は形質細胞様樹状細胞を刺激してI型インターフェロンを誘導する．このI型インターフェロンはT細胞・B細胞を活性化し，炎症の増幅と慢性化に寄与すると考えられている．病変部のT細胞の多くはCD4陽性でFas-FasL系を介して，またCD8陽性細胞もパーフォリン-グランザイム系を介して上皮細胞のアポトーシスを引き起こし，組織破壊をもたらす．TRAIL（tumor necrosis factor-related apoptosis-inducing ligand）とその受容体を介したアポトーシスも報告されている．経過とともに浸潤細胞はしだいにB細胞の比率が高くなり胚中心を形成し，MALT（mucosa associated lymphoid tissue）リンパ腫への進展の素地となると考えられる．

文献

1）冨板美奈子：Sjögren症候群．「小児疾患診療のための病態生理2 改訂5版　小児内科増刊号」（「小児内科」「小児外科」編集委員会／共編），pp.899-904，東京医学社，2015
2）「シェーグレン症候群の診断と治療マニュアル 改訂第2版」（日本シェーグレン症候群学会／編，住田孝之，川上 純／監），診断と治療社，2014
3）Ferro F, et al：One year in review 2016：Sjögren's syndrome. Clin Exp Rheumatol, 34：161-171, 2016

第5章 診断

I 臓器障害・臨床症状

1 腺障害・腺症状

・唾液腺・涙腺を主とした外分泌腺の障害により乾燥症状を呈する．乾燥感を自ら訴える小児は少ないため，具体的な症状の有無を確認する．

唾液腺・涙腺を主とした外分泌腺の障害により乾燥症状を呈する[1]．98％が乾燥症状を訴える成人と比較して，乾燥感を自ら訴える小児は非常に少ない[2, 3]．具体的な問診や検査により30％前後で乾燥症状・所見を呈する[4]．

口腔内の乾燥に対しては，パンなど乾いた食物を食べるときに水分が必要か，口臭が気になるか，耳下腺の腫れや痛みを経験したか，虫歯・口内炎・ラヌラ（がま腫）はないか，味覚は変わらないか，など具体的な事柄を問診する方がよい．耳下腺腫脹は初発症状として報告が多い[5]．目の乾燥としては，悲しいときに涙が出にくいだけでなく，乾燥感，充血，異物感，まぶしさ，痛み，かゆみなどのドライアイ症状を確認する．

2 腺外臓器障害・腺外症状

・SSでは，腺外症状として，発熱，リンパ節腫脹，関節症状，皮膚症状，肺病変，腎病変，筋症状，神経症状，血液障害，消化器病変などを生じうる．
・小児期SSでは，発熱，リンパ節腫脹，関節症状，皮膚症状が比較的頻度の高い腺外症状である．

腺外症状とはSSにおいてみられる外分泌腺以外の病変による症状を指す．主に以下の症状があげられる．小児においては，乾燥症状出現に先立ち出現することが多く，それぞれの腺外症状の正確な頻度は不明である．

a. 発熱

微熱から高熱までさまざまである．SSによる無菌性髄膜炎に伴う発熱のことがあるため，頭痛を伴う例は注意する．厚生労働省研究班（2017年，森班）による小児一次性SS 40例の調査では，半数ほどで初発症状として発熱を認めた．

b. リンパ節腫脹

リンパ節腫脹は小児期SSの腺外症状として初発時に認めるが，多くは2 cm以下の腫脹にとどまる．リンパ腫発症のリスクファクターの1つである．

c. 関節症状

所見が関節炎のみの場合は，関節リウマチの急性期と見分けがつかないことが知られており，関節型若年性特発性関節炎（juvenile idiopathic arthritis：JIA）においても同様である．しかし，長期経過では一次性SSは関節破壊をきたさない．一方，SSでもリウマトイド因子は陽性となる．関節型JIAとSSの両者を併発することもある．小児一次性SSの調査（2017年，森班）では，65％で初発症状として関節痛を含む関節症状を認めたが，滑膜炎を呈した症例は7.5％のみであった．

d. 皮膚症状

環状紅斑が代表的な皮疹として知られるが，多型紅斑や蕁麻疹様血管炎，レイノー現象など多彩な皮膚症状を呈する．紫斑や凍瘡は予後不良なサインとして知られる．皮膚症状は小児期SSにおいても最も多い症状の1つである．

e. 肺病変

気管支上皮の乾燥により，乾性咳を生じることが知られているが，乾燥症状出現の少ない小児では稀である．間質性肺炎の併発も，成人では8～25％と高率である[6, 7]が，小児ではきわめて少ない．

f. 腎病変

多くは間質性腎病変である．間質性腎病変は一般尿検査で発見しづらい．尿の濃縮力障害や尿細管性アシドーシス（renal tubular acidosis：RTA）を生じる．SSにおける腎病変は成人では比較的高頻度にみられるが，小児においては9％程とする報告があり[5, 8]，これまで13例の症例が報告されている[9]．

g. 筋症状

筋痛がみられることがあるが，併発する線維筋痛症による症状である場合もあり注意が必要である．線維筋痛症は若年者においても初発症状として生じることが報告されている[10]．

h. 神経障害

SSにおける神経障害は，無菌性髄膜炎や脊髄炎，脳神経障害，感覚運動性ニューロパチーなど多岐にわたる．なかでも，無菌性髄膜炎は小児SSの初発症状としてときにみられるが，脳神経障害やニューロパチーについても少数の報告がある[11, 12]．小児および成人SS症例において抗アクアポリン（aquaporin：AQP）4抗体が陽性となり，視神経脊髄炎を呈する症例がある[13]．

i. 血液障害

SSに伴い自己免疫性溶血性貧血や免疫性血小板減少性紫斑病などを呈することがある．

j. 消化器病変

自己免疫性肝炎の併発が知られている．膵酵素上昇を伴うことがあるが，無症状のことが多く，長期経過では慢性膵炎の合併が多い．

3 全身倦怠感などの不定愁訴

- 小児期SSの初発症状として，不定愁訴は重要である．
- 一方，不定愁訴を訴える患者の数%で抗SS-A/Ro抗体が陽性である．
- 慢性的な不定愁訴を訴える小児では，抗核抗体をチェックする．

a. 不定愁訴を見逃さない

小児期SSの初発症状は通常乾燥症状ではない．倦怠感，頭痛，微熱，筋骨格系疼痛，胸痛，嘔気，腹痛，めまいなどのいわゆる不定愁訴が続くことで受診する患者も多く，これらの患者では唾液腺腫脹の既往もない例が多い．なかには「不登校」とレッテルを貼られている場合も少なくない．慢性的不定愁訴を主訴に日本医科大学小児科外来を受診する患者のなかで，約半数が抗核抗体陽性であり，そのうち10％前後が抗SS-A/Ro抗体陽性であった[14]．すなわち，慢性的に不定愁訴を訴える小児の数%はSSを疑われることになる．

b. 小児SSにおける多彩な不定愁訴とその頻度

成人のSS患者は訴えが多彩であることで知られているが，小児でも多彩な訴えを有していることが多い．日本医科大学小児科外来で経験したSS患者の主訴で最も多かった症状は，疲労や倦怠感（95.6％）と微熱（91.8％）であった．

c. 疲労や不定愁訴への対応

以上のことから，日常診療において慢性的な不定愁訴の小児に対しては，抗核抗体を検査し，陽性ならばその他の自己抗体を検査する．また，慢性的な不定愁訴の小児をみた場合は，自己免疫疾患だけでなくあらゆる可能性を考えて精査するべきであり，安易に自律神経失調，起立性調節障害，過敏性腸症候群，うつ，心身症などと片づけてはならない．SSは不定愁訴の鑑別診断として重要なものであると考えられる．

d. 抗SS-A/Ro抗体の重要性

抗SS-A/Ro抗体陰性のSS症例も存在するが，多くのSS症例は成人でも小児でも抗SS-A/Ro抗体陽性である．逆に不定愁訴を訴えるのみで外分泌腺障害を認めない抗SS-A/Ro抗体陽性者は，経年後にSSを発症することが多く，これらの患者においても十分な経過観察が必要である．

文献

1) 冨板美奈子，河野陽一：小児のシェーグレン症候群．「シェーグレン症候群の診断と治療マニュアル 改訂第2版」（日本シェーグレン症候群研究会/編，住田孝之，川上 純/監），pp.184-194，診断と治療社，2014
2) 和田靖之：Sjögren症候群．小児科診療，79：343，2016
3) シェーグレン症候群．小児慢性特定疾病情報センター，2015 [https://www.shouman.jp/disease/details/06_01_004/]
4) Rabinovich CE：Chapter 162 Sjögren Syndrome.「Nelson textbook of Pediatrics，20th ed」，pp.1192-1193，Elsevier，2015
5) Cimaz R，et al：Primary Sjögren syndrome in the paediatric age：a multicentre survey．Eur J Pediatr，162：661-665，2003
6) Constantopoulos SH，et al：Respiratory manifestations in primary Sjögren's syndrome．A clinical，functional，and histologic study．Chest，88：226-229，1985
7) Tucker L：Sjögren syndrome.「Textbook of Pediatric Rheumatology 7th ed」（Petty RE，et al eds），pp.427-735，Elsevier，2016
8) Houghton K，et al：Primary Sjögren's syndrome in children and adolescents：are proposed diagnostic criteria applicable? J Rheumatol，32：2225-2232，2005
9) Bogdanovic R，et al：Renal involvement in primary Sjögren syndrome of childhood：case report and literature review．Mod Rheumatol，23：182-189，2013
10) Anaya JM，et al：Sjögren's syndrome in childhood．J Rheumatol，22：1152-1158，1995
11) Kumon K，et al：A case of sensory neuropathy associated with childhood Sjögren syndrome．Eur J Pediatr，159：630-631，2000
12) Gottfried JA，et al：Central nervous system Sjögren's syndrome in a child：case report and review of the literature．J Child Neurol，16：683-685，2001
13) Carvalho DC，et al：Sjögren syndrome and neuromyelitis optica spectrum disorder co-exist in a common autoimmune milieu．Arq Neuropsiquiatr，72：619-624，2014
14) Itoh Y，et al：Subclinical Sjögren's syndrome and anti-Ro/SSA-positive autoimmune faigue syndrome in children．Mod Rheumatol，12：201-205，2002

II 検査

1 血液検査・尿検査（表1）

・一般診療において行われる血液検査・尿検査がSS診断のきっかけとなることがありうる．
・SSを疑った場合には，SSに特徴的な検査を行う．

a. 一般的検査：SSを疑う契機になる検査

1）血液学的検査

1～複数系統の血球減少をきたす．また，赤血球沈降速度（赤沈）は一般に亢進し，SLEや皮膚筋炎に比べて著明に亢進することが多い．

表1 SSの診療において行われる血液・尿検査

a. 一般的な検査
- **血液学的検査**
  - 末梢血一般検査
  - 赤血球沈降速度
- **生化学的検査**
  - 総蛋白，蛋白分画
  - 血清アミラーゼ，アミラーゼ分画
  - 炎症マーカー（CRP，SAA）
  - 肝胆道系酵素（ALT，γ-GTP）
- **免疫学的検査**
  - IgG
  - 抗核抗体
  - リウマトイド因子
- **尿検査**

b. 特徴的な検査
- **免疫学的検査**
  - 抗SS-A/Ro抗体：ELISA，オクタロニー
  - 抗SS-B/La抗体：ELISA，オクタロニー

c. 鑑別診断のための検査
- **ウイルス抗体価**
  - ムンプス抗体価：IgM，IgG（ペア血清で測定）
- **免疫学的検査**
  - RF（リウマトイド因子），抗CCP抗体（ACPA）
  - 抗DNA抗体，抗Sm抗体，抗U1-RNP抗体
  - 抗セントロメア抗体

d. 臓器病変を評価するための検査
- **尿検査**
  - 尿中β_2-ミクログロブリン，NAG
- **甲状腺関連検査**
  - 遊離T3/T4（fT3/T4），甲状腺刺激ホルモン（TSH）
  - 抗甲状腺ペルオキシダーゼ抗体（TPOAb），抗サイログロブリン抗体（TgAb）
  - 抗TSH受容体抗体（TRAb）/TSH結合阻止抗体（TBII），TSH刺激性受容体抗体（TSAb）
- **病態に関与するガンマグロブリン**
  - IgA，M蛋白血症

2）生化学的検査

①**総蛋白**：IgG増加を反映して高値を呈することが多い．蛋白分画ではグロブリン分画が増加する．

②**アミラーゼ**：唾液腺破壊により生じる．病態に即した検査といえるが，ムンプス，感冒ウイルスなどによる唾液腺炎，唾石症などの疾患でも上昇するため特異性に乏しい．唾液腺に由来することはアイソザイム分析によるS型アミラーゼ増加で確認できる．自己免疫性膵炎を合併する場合はP型アミラーゼの上昇を認める．

③**炎症マーカー**：CRP，血清アミロイドA（serum amyloid A：SAA）はSS単独では著明な高値となることが少なく，基準値以下～軽度上昇にとどまる．炎症マーカーの解離（赤沈亢進，CRP正常）はSSの他，混合性結合組織病（mixed connective tissue disease：MCTD），SLEなどの膠原病を疑う手がかりとなる．

④**肝胆道系酵素**：SSに肝炎や原発性胆汁性肝硬変を合併した場合に上昇を認める．

3）免疫学的検査

①**IgG**：膠原病の慢性炎症により上昇するが，種々の膠原病のなかでもSSはMCTDと並んでIgG著明高値を呈することが多いことが知られる．

②**抗核抗体**：膠原病/リウマチ性疾患を疑う症状がみられる際に検査を行う．抗SS-A/Ro抗体，抗SS-B/La抗体が存在する場合，主に斑紋型（speckled），ときに細胞質型（cytoplasmic）の染色型を呈する．他の染色型を認める場合はSLE，MCTD，JIAなど他の膠原病との合併を考慮すべきである．

③**リウマトイド因子（RF）**：発熱，関節炎，皮疹などの症状を呈する児に対し，自己免疫疾患のスクリーニングを目的として血液検査を行う際に測定されることが多い．このような児においてRFが陽性であった場合，JIAのみならずSSの可能性を考慮すべきである．SSにおいては成人，小児とも40～70％でRFが陽性となることが報告されている[1-4]．

4）尿検査

血尿・蛋白尿を認めた場合，膠原病が鑑別診断にあがる．糸球体腎炎はSSでは稀ではあるが，報告されている[5]．早朝尿のpHがアルカリ性の場合，RTAの可能性があり，基礎疾患としてSSを鑑別に入れる必要がある．

b. 特徴的な検査：SSを疑った場合に施行すべき血液検査

1）抗SS-A/Ro抗体，抗SS-B/La抗体

SSの存在を疑う最も特徴的な血液検査所見であり，1993年のヨーロッパ分類基準以降，各診断分類基準に採用されている[6]．ELISA法またはオクタロニー法（二重免疫拡散法：DID）のいずれかで陽性であればよい．ただし，抗SS-A/Ro抗体は特異度が低いため，SLE，MCTDなどの膠原病でも陽性となることがあり，解

釈には注意を要する．抗SS-B/La抗体は，特異度は高いが感度が低いとされている．双方とも陰性であってもSSは否定できない．ELISA法定量の結果で判断しがたい場合は必要に応じてオクタロニー法を追加し両者の結果を比較して判断する．

c. 鑑別診断のために行う検査

1）ムンプス抗体価

ムンプスによる唾液腺腫脹は通常1週間程度とされているが，腫脹ないし疼痛が1週間を超えて続くこともある．周囲の流行や接触状況からムンプスが疑われる場合はIgM抗体ないしペア血清でIgG抗体の上昇を確認する．

2）自己抗体

SSは他の膠原病と合併する頻度が高いことが知られている．SSとRA/JIAが合併することは珍しくない．SSの診断後に関節症状が遷延，増悪する場合や血清マトリックスメタロプロテイナーゼ-3（matrix metalloproteinase-3：MMP-3）の上昇を認める場合には，抗環状シトルリンペプチド抗体〔anti-cyclic citrullinated peptide antibody（ACPA）：抗CCP抗体〕を測定する．SS単独でACPA陽性となることは稀であり，RA/JIAの併発を強く疑って精査を行うべきである．

SLE，MCTDにSSが合併することは多いため，抗DNA抗体，抗Sm抗体，抗U1-RNP抗体のスクリーニングが必要である．ACPAと同様に，当初SSと診断した場合であっても，SSで説明しがたい臨床症状，臓器病変を認めるときは初期に陰性を確認していたとしても再検査を考慮する．

抗セントロメア抗体はCREST症候群との関連が知られる自己抗体であるが，SSでも陽性となり得ることが知られている．

d. 臓器病変を評価するための検査

1）尿検査

尿中のβ_2-ミクログロブリン（micro-globulin：MG）高値はSSの腺外病変である間質性腎炎を示唆する所見であり，腎機能低下はSSの予後を左右する臓器病変となるためスクリーニング検査が必要である．尿中NAG（N-acetyl-β-D-glucosaminidase）の上昇を伴うことがある[7, 8]．

2）甲状腺関連検査

SSでは橋本病，バセドウ病などの自己免疫性甲状腺疾患を合併することがある．甲状腺ホルモン（fT3，fT4），甲状腺刺激ホルモン（thyroid stimulating hormone：TSH）でまず甲状腺機能のスクリーニングを行う．症状とスクリーニング検査において甲状腺病変が疑われる場合，機能低下を認める場合は橋本病を念頭に置いて抗甲状腺ペルオキシダーゼ抗体（anti-thyroid peroxidase antibody：TPOAb）や抗サイログロブリン抗体（anti-thyroglobulin antibody：TgAb），機能亢進を認める場合はバセドウ病を疑って抗TSH受容体抗体（anti-TSH receptor antibody：TRAb）/TSH結合阻止抗体（TSH binding inhibitory immunoglobulin：TBII），TSH刺激性受容体抗体（TSH stimulating antibody：TSAb）の検索を行う．

3）病態に関与するガンマグロブリン

IgA高値による過粘稠度症候群やM蛋白血症に注意する．

2 腺障害の検査（検査方法と基準）（表2）

・現時点では，小児期SSに特有の腺障害の検査や判定基準はなく，成人と同じものを用いる．小児期SS患児は乾燥症状を訴える率や腺障害の検査における陽性率が成人と比べ低く，腺組織病理や血清学的検査が診断に有用である[1, 9]．しかし腺障害の検査はすべての診断基準に採用されているため，小児期SSを疑う場合は積極的にこれらを行うことと，外分泌機能障害が陰性であっても小児期SSを否定しないことが肝要である．

・腺障害の検査について，詳細ならびにチェックリストはSjögren's International Collaborative Clinical Alliance（SICCA）のホームページからダウンロードが可能である（https://sicca-online.ucsf.edu/）．

a. 唾液腺検査

1）唾液分泌量

唾液分泌機能低下の評価を行う．噛む刺激による分泌能をみる検査と，無刺激での分泌能をみる検査があり，後者はアメリカ・ヨーロッパ改訂分類基準（American-European Consensus Group Criteria：AEGC Criteria）に採用されている[6]．

①**ガムテスト**：市販のガムを1枚，10分間噛んで，その間に分泌された唾液を容器に入れて計量する．唾液量が10 mL以下であればガムテスト陽性と判断する[10]．ガムの種類に厳密な規定はないが，極端に刺激の強いガムはさける．また，歯につきにくいガムを選択する．同一患者で経時的に評価する場合は，同じ種類のガムを用いる．

表2 SSの診療において行われる腺障害の検査

a. 唾液腺検査	b. 涙腺検査
唾液分泌量 　ガムテスト 　サクソンテスト 　安静時唾液分泌量 病理検査 　口唇小唾液腺生検 　耳下腺生検 画像検査 　耳下腺シアログラフィ 　唾液腺シンチグラフィ 　唾液腺エコー	涙液分泌量 　シルマーテストⅠ法 角結膜上皮障害 　ローズベンガル染色 　蛍光色素（フルオレセイン）染色 涙腺生検

②**サクソンテスト**：検査専用の乾燥ガーゼを2分間一定の速度で噛んで，ガーゼに吸収される唾液重量を測定する．ガーゼの重量増加が2 g以下であればサクソンテスト陽性と判断する[11]．

③**安静時唾液分泌量**：無刺激の状態で分泌される唾液を15分間容器に入れて計量し，唾液量が1.5 mL以下であれば陽性と判断する[6]．

2）病理検査

唾液腺組織への炎症細胞（リンパ球）の浸潤を確認する．すべての診断基準において，最も重みをつけられている項目である．特に腺外症状が多く分泌機能低下が顕著にならない小児においては有用性が高い[1]．

①**口唇小唾液腺生検**：下口唇を小さく切開し，埋没している粟粒大の小唾液腺を数個採取する．99 %で良好な検体が得られ，年長児では局所麻酔で行えるため最も診断に用いられる病理検査である．導管周囲に50個以上の単核球浸潤が4 mm^2に1フォーカス 以上認められた場合を陽性とする[12]．

②**耳下腺生検**：侵襲性の問題から行われることは少ないが，診断感度は高い．判定基準は口唇小唾液腺と同様である[12]．

3）画像検査

①**耳下腺シアログラフィ（唾液腺造影またはMRシアログラフィ）**：唾液腺実質の変化，特に導管病変の判定に有用な検査である[13]．唾液腺造影は，頬粘膜にある唾液腺開口部（ステノン管開口部）にチューブを挿入し造影剤を注入してX線で撮影する．侵襲が大きいことから，近年では核磁気共鳴画像（magnetic resonance imaging：MRI）によるシアログラフィも用いられる[14]．Rubin-Holt分類（**表3**）のstage1以上を陽性とする．

②**唾液腺シンチグラフィ**：唾液生成および導管への排泄能を評価する検査である．$^{99m}TcO_4^-$（過テクネシウム酸ナトリウム）をラジオアイソトープとして用い，大唾液腺（顎下腺・耳下腺）の機能を評価する．$^{99m}TcO_4^-$を静脈注射し，大唾液腺を経時的に撮像する．一定時間後にレモンなどの酸で刺激し，唾液が口腔内に分泌される様子を撮像する．$^{99m}TcO_4^-$の集積・排泄をグラフ化して唾液の生成および排泄を評価する．大唾液腺のいずれかで取り込み低下，または分泌低下があれば陽性と判断する[15]．

表3 Rubin-Holt分類

Stage1（punctate）	腺内に1 mm以下の点状陰影が散在性に認められる
Stage2（globular）	腺内に1 mmから2 mm程度の顆粒状陰影が散在性に認められる
Stage3（cavitary）	顆粒状陰影の大きさや分布がより不均一となり，嚢胞状拡張を呈する
Stage4（destructive）	腺実質内に造影剤が漏洩したような破壊像を呈する

③**唾液腺エコー**：成人の原発性SS患者では唾液腺の破壊を評価する方法として用いられている．侵襲性が低く，生検やシンチグラフィなど他の検査所見との相関もみられることから診断に有用とされる[16-18]が，小児患者においてはまだ一定の評価基準はない．

b. 涙腺検査

1）涙液分泌量

涙液分泌機能低下の評価を行う．

シルマーテストⅠ法（Schirmer test Ⅰ）[19]：先端を折り曲げた専用の試験紙を下まぶたの外側1/3の部位に5分間かけた状態にし，まばたきを自然にさせて，涙でぬれた長さを折れ目から測定する．5 mm以下の場合シルマーテスト陽性と判断する．

2）角結膜上皮障害

涙液分泌機能低下（ドライアイ）に伴う角結膜上皮障害を評価する．ローズベンガルまたは蛍光色素（フルオレセイン）を点眼あるいは専用の試験紙を用いて角結膜を染色し，角結膜の状態を細隙灯顕微鏡で観察する．角結膜上皮障害があるとその部分が染色される[20]．2016米国リウマチ学会/欧州リウマチ学会による原発性シェーグレン症候群分類基準（2016 American College of Rheumatology/European League Against Rheumatism Classification Criteria for primary Sögren's syndrome, ACR/EULAR分類基準）[21]で採用されているリサミングリーン染色は本邦では保険適用外のため通常用いない．また，ローズベンガル染色は，その刺激性のために，用いられない方向にあり，イエローフィルターを用いればコントラスト良く染色所見が得られるため，フルオレセイン染色に取って代わられつつある．それぞれスコア3以上を陽性とする（満点9点，詳細は文献22参照）．

3）涙腺生検

侵襲性の問題から行われることが少ないが，診断感度は高い．判定基準は口唇小唾液腺と同様である[12]．

文献

1) 冨板美奈子，河野陽一：小児のシェーグレン症候群．「シェーグレン症候群の診断と治療マニュアル 改訂第2版」（日本シェーグレン症候群研究会/編，住田孝之，川上 純/監），pp.184-194，診断と治療社，2014
2) Anaya JM, et al：Sjögren's syndrome in childhood. J Rheumatol, 22：1152-1158, 1995
3) 武井修治，加藤忠明：小児慢性特定疾患治療研究事業（小慢）のデータベースを利用した稀少膠原病の検討—小児シェーグレン症候群（SJS）．厚生労働科学研究費補助金 子ども家庭総合研究事業，平成18年度分担研究報告書：20-23，2007
4) Pertovaara M, et al：A longitudinal cohort study of Finnish patients with primary Sjögren's syndrome: clinical, immunological, and epidemiological aspects. Ann Rheum Dis, 60：467-472, 2001
5) Bartůnková J, et al：Primary Sjögren's syndrome in children and adolescents：proposal for diagnostic criteria. Clin Exp Rheumatol, 17：381-386, 1999
6) Vitali C, et al：Classification criteria for Sjögren's syndrome：a revised version of the European criteria proposed by the American-European Consensus Group. Ann Rheum Dis, 61：554-558, 2002
7) Kidder D, et al：Kidney biopsy findings in primary Sjögren syndrome. Nephrol Dial Transplant, 30：1363-1369, 2015

8) Ramos-Casals M, et al：Characterization of systemic disease in primary Sjögren's syndrome: EULAR-SS Task Force recommendations for articular, cutaneous, pulmonary and renal involvements. Rheumatology（Oxford), 54：2230-2238, 2015

9) Schuetz C, et al：Sicca syndrome and salivary gland infiltration in children with autoimmune disorders：when can we diagnose Sjögren's syndrome? Clin Exp Rheumatol, 28：434-439, 2010

10) 大藤 真：昭和52年度研究報告総括 厚生省特定疾患シェーグレン病調査研究班．昭和52年度研究業績，3-6，1978

11) Kohler PF & Winter ME：A quantitative for xerostomia：The Saxon test, an oral equivalent of the Schirmer test. Arthritis Rheum, 28：1128-1132, 1985

12) 藤林孝司，他：シェーグレン症候群改訂診断基準．厚生省特定疾患自己免疫疾患調査研究班 平成10年度研究報告書，135-138，1999

13) Rubin P & Holt JF：Secretory sialography in diseases of the major salivary glands. Am J Roentgenol, 77：575-598, 1957

14) Takagi Y, et al：Fast and high-resolution MR sialography using a small surface coil. J Magn Reson Imaging, 22：29-37, 2005

15) Angusti T, et al：Semi-quantitative analysis of salivary gland scintigraphy in Sjögren's syndrome diagnosis：a first-line tool. Clin Oral Invest, 21：2389-2395, 2017

16) Damjanov N, et al：Multiobserver reliability of ultrasound assessment of salivary glands in patients with established primary Sjögren syndrome. J Rheumatol, 43：1858-1863, 2016

17) Jonsson MV & Baldini C：Major Salivary Gland Ultrasonography in the Diagnosis of Sjögren's Syndrome：A Place in the Diagnostic Criteria? Rheum Dis Clin North Am, 42：501-517, 2016

18) Hofauer B, et al：Sonoelastographic modalities in the evaluation of salivary gland characteristics in Sjögren's Syndrome. Ultrasound Med Biol, 42：2130-2139, 2016

19) Schirmer O：Studium zur physiologie und pathologie der tranenabsonderung und tranenabfuhr. Von Graefes Arch Ophthalmol, 56：197-291, 1903

20) Van Bijsterveld OP：Diagnostic tests in the sicca syndrome. Arch Ophthalmol, 82：10-14, 1969

21) Shiboski CH, et al：2016 American College of Rheumatology/European League Against Rheumatism classification criteria for primary Sjogren's syndrome. Arthritis Rheumatol, 69：35-45, 2017

22) 島﨑 潤（ドライアイ研究会）：2006年ドライアイ診断基準．あたらしい眼科，24：181-184，2007［http://www.dryeye.ne.jp/en/teigi/definition_criterion.pdf］

III 小児期シェーグレン症候群 診断の手引き

・日本シェーグレン症候群学会，日本小児リウマチ学会合同のワーキンググループで，「小児期シェーグレン症候群 診断の手引き」を作成した．
・SSを示唆する臨床症状，検査所見を有する患者を診察したら，SSの可能性を考慮しつつ，鑑別診断，除外診断を進める．
・SSが疑わしければ，SSに特徴的な血液検査，外分泌腺の障害の検査を行う．
・それぞれの検査をスコアリングして診断し，SSらしさを分類する．

1 診断の手引き作成の経緯

第3章でも述べたように，小児期SSは診断されない例が多い．また，成人のSSのデータを基にした既存の診断基準・分類基準では，約1/4が診断されない．そこで，日本シェーグレン症候群学会と日本小児リウマチ学会は合同のワーキンググループ（WG）を立ち上げ，小児期SSの診断の手引きを作成した[1]．日本シェーグレン症候群学会からは関連する診療科（内科，眼科，耳鼻咽喉科，歯科口腔外科）の医師各1名，日本小児リウマチ学会からは全国8つの主な小児リウマチ専門施設から小児リウマチ専門医が参加した．小児科施設から集積した症例のデータから，診断の参考となる症状，合併症，検査所見などをまとめ，診断手順を作成した．両学会の理事会，運営委員会の承認のもと，2015年の小児慢性特定疾病対策事業の改訂に合わせ公表した．

2 診断スコア設定の経緯

本手引きでは特徴的な血液検査所見，外分泌腺の障害をそれぞれスコアリングし，両者を合わせて診断する．1999年の厚生省シェーグレン症候群改訂診断基準（厚生省改訂基準）[2]，2012年の米国リウマチ学会分類基準（ACR分類基準）[3]，ACR/EULAR分類基準[4]では，自己抗体が陰性でも唾液腺障害，涙腺障害の両方があれば，診断が可能となっている．しかし，小児では涙腺機能の低下を認める例が非常に少ないため，本手引きでは血液検査と外分泌腺異常（唾液腺，涙腺のいずれか）の組み合わせで診断することとした．

また，スコアの設定は，以下のように行った．

1）血液検査

①**抗SS-A/Ro抗体，抗SS-B/La抗体**：厚生省診断基準，ACR分類基準で，どちらかが陽性で1項目陽性とカウント．

②**RF陽性**：ACR分類基準で，③と合わせて，1項目陽性とカウント．

③**抗核抗体320倍以上**：ACR分類基準で，②と合わせて1項目陽性とカウント.
・①と②＋③が同じ点数になるようにスコアを設定.
・抗核抗体は経時的に上昇する可能性があるため，基準（320倍）より低い値にも，段階的にスコアを設定.
・IgGは自己抗体よりも高い頻度で一般臨床の場で測定され，異常高値はSSを疑う重要な所見と考えられるので，低値のスコアを設定.

2）外分泌腺検査

①**唾液腺検査**

・**口唇生検**：小児では加齢による細胞浸潤は考えづらいこと，初回は基準を満たさない程度の細胞浸潤があり再生検（re-biopsy）でSSと確定できる細胞浸潤を認める例もあることから，focus score1に満たなくても細胞浸潤が認められることが有意[4)]として，スコアを設定.
・**唾液分泌量**：通常1回の測定で基準を満たせば陽性とされる．しかし，小児では検査中に嚥下することで見かけ上低値を示す，咀嚼を必要とする検査では咀嚼が不十分なため見かけ上低値を示すなどの手技上のエラーが生じうることから，1回の検査結果で評価することには問題があると考えられ，他のパラメーターが陽性のときのみカウントすることとした.

②**涙腺検査**：小児は機能低下が軽度な例が多いが，小児の基準値がないため，成人の基準を適用した.

この基準でdefinite SSと分類・診断される症例は，厚生省改訂基準，ACR分類基準，ACR/EULAR分類基準のいずれかでSSと診断される．probable SS, possible SSについては，スコアリングの組み合わせによって想定される症例についてWG内で検討して基準を設定した．WGで集積した症例では，初診時にpossible SSであった8例中4例が1～7年の経過でdefinite SSとなり，2例が2～5年の経過でprobable SSとなった．残りの2例は2～4年経過した最終観察時点ではまだpossible SSと分類された．probable SSであった2例のうち1例は6年の経過でdefinite SSとなった．もう1例は観察期間が短期間のため，probable SSのままである.

この「診断の手引き」は，今後症例を重ねて再検討される予定である．患者診療においては，常に鑑別診断を考えながら経過観察をしっかりすることが必要である.

3 診断の手引き

小児患者において，以下に示すようなSSの存在を示唆する臨床症状，検査値の異常，合併しやすい疾患を認めた場合，この手引きに沿ってSSの診断を進める．

1）SSの存在を示唆する所見

①臨床症状・臓器障害

・全身症状：発熱，倦怠感，リンパ節腫脹，朝のこわばり，原因不明の全身の疼痛．
・腺外臓器症状：関節痛・関節炎，環状紅斑などの皮疹，紫斑，甲状腺腫，レイノー症状．
・腺症状：反復性耳下腺腫脹，う歯の増加，口腔の痛み，口内炎の反復，ラヌラ（がま腫），繰り返す目の充血，目の異物感・かゆみ．
・摂食時よく水を飲む，口臭，涙が出ない．
など．

②検査所見の異常（期間を３カ月以上あけて，２回以上陽性）

・唾液腺腫脹のはっきりしない時期の唾液腺型アミラーゼ高値．
・年齢における97.5パーセンタイル以上のIgG高値，あるいは高ガンマグロブリン血症．
・白血球減少，あるいはリンパ球減少．
・赤血球沈降速度の亢進．
など．

③合併しやすい疾患

・橋本病，無菌性髄膜炎，間質性腎炎，血小板減少性紫斑病，ぶどう膜炎．
・他の膠原病，特にSLE，MCTD，多関節型JIAなど．
・線維筋痛症，慢性疲労症候群．
など．

2）除外診断・鑑別疾患

以下の疾患は除外する．

ウイルス性疾患（流行性耳下腺炎，HCV，HIV，EBウイルス感染症など），悪性腫瘍，サルコイドーシス，移植片対宿主病（graft-versus-host disease：GVHD），頭頸部への放射線照射の既往，Stevens-Johnson症候群による後遺症としての唾液腺・涙腺障害．

以下の疾患は，鑑別疾患となるが，一部疾患は合併することもあるため，注意する．

他の膠原病，自己炎症性疾患，IgG4関連疾患，HTLV-1感染症，反復性耳下腺炎，線維筋痛症，慢性疲労症候群．

3）血液検査所見：血清（S）スコア

表1の異常値の基準を3カ月以上の間隔で2回以上満たす場合にカウントする．

4）外分泌腺障害：唾液腺または涙腺（G）スコア

①唾液腺検査所見（表2）

②涙腺検査所見（表3）

表1 血液検査所見によるスコアリング

	基　準	スコア
IgG値	年齢の基準値の97.5パーセンタイル以上*	1
抗核抗体	40倍～80倍	1
	160倍	2
	320倍以上	3
リウマトイド因子（RF）	≧15.0 U/L以上	3
抗SS-A/Ro抗体または抗SS-B/La抗体のいずれか	オクタロニー法≧1倍，ELISA陽性基準以上	6

＊日本人小児の臨床検査基準値（日本公衆衛生協会 刊）による．
文献1より引用

表2 唾液腺検査所見によるスコアリング

検　査	基　準	スコア
①口唇小唾液腺生検	細胞浸潤を認めるが，フォーカス（導管周囲に50個以上の単核球浸潤）＜1個/4 mm^2	1
	フォーカスを，4 mm^2に1個以上認める	2
②耳下腺シアログラフィ*	Rubin-Holt分類のstage≧1	2
③唾液腺シンチグラフィ	4大唾液腺のいずれか1つ以上に取り込み低下または分泌の低下あり	1
④唾液分泌量の測定**	サクソンテスト≦2.0 g/2分 または 安静時唾液分泌量≦1.5 mL/15分 または ガムテスト≦10 mL/10分	1

＊方法は，従来法およびMRシアログラフィのいずれでもよい．
＊＊唾液分泌量は，単独ではスコアをカウントしない．
文献1より引用

表3 涙腺検査所見によるスコアリング

検査と基準	スコア
シルマーテスト≦5 mm/5分かつローズベンガルテストでvan Bijsterveld score≧3	2
シルマーテスト≦5 mm/5分かつ蛍光色素試験で陽性	2
ACRスコア（角膜・結膜の染色）*≧3	2

＊ACRクライテリアで採用されているリサミングリーンは，日本ではまだ保険適用がない．
文献1より引用

5）診断

表1～3のスコアリングをもとにSSかどうか診断する．診断のアルゴリズムを図に，分類の一覧を表4，5に示す．

SSは慢性疾患であり，腺障害は緩徐に進行する．前述のように，初診時にはdefiniteの基準を満たさなかった例が，年余の経過で基準を満たしてくることもある．そこで，possibleに当てはまらなかった症例でも，他の疾患が考えづらい場合，SSの可能性を考えて経過を観察する．

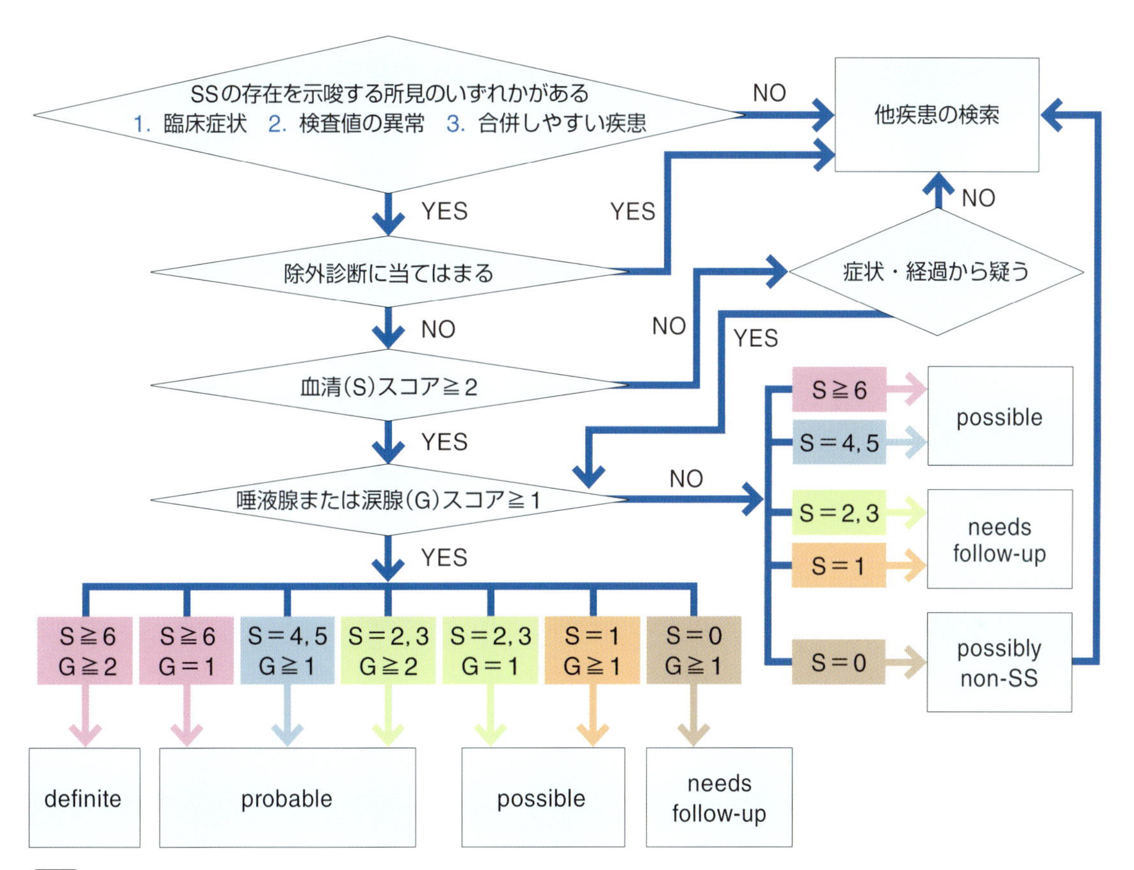

図 小児期SS診断の手引きを用いたアルゴリズム

表4 スコアリングによる判定

血清(S)スコア	唾液腺または涙腺（G）スコア		
	≧2	1	0
≧6	definite	probable	possible
5	probable	probable	possible
4	probable	probable	possible
3	probable	possible	needs follow-up
2	probable	possible	needs follow-up
1	possible	possible	needs follow-up
0	needs follow-up	needs follow-up	possibly non-SS

表5 診断とSSらしさの分類

definite SS	涙腺スコアが2，かつ血清スコアが6以上
	唾液腺スコアが2以上，かつ血清スコアが6以上
probable SS	唾液腺スコアが1，かつ血清スコアが4以上
	涙腺スコアが2，かつ血清スコアが2～5
	唾液腺スコアが2以上，かつ血清スコアが2～5
possible SS	涙腺スコア2，あるいは唾液腺スコアが2以上で，血清スコアが1
	唾液腺スコアが1で血清スコアが1～3
	涙腺・唾液腺スコアがいずれも0であるが，血清スコアが4以上

文 献

1) 冨板美奈子：シェーグレン症候群．「小児慢性特定疾病―診断の手引き」（日本小児科学会/監，国立成育医療研究センター 小児慢性特定疾病情報室/編），pp.463-465，診断と治療社，2016

2) 藤林孝司，他：シェーグレン症候群改訂診断基準．厚生省特定疾患自己免疫疾患調査研究班 平成10年度研究報告書，135-138，1999

3) Vitali C，et al：Classification criteria for Sjögren's syndrome：a revised version of the European criteria proposed by the American-European Consensus Group．Ann Rheum Dis，61：554-558，2002

4) Shiboski CH，et al：2016 American College of Rheumatology/European League Against Rheumatism classification criteria for primary Sjogren's syndrome．Arthritis Rheumatol，69：35-45，2017

5) Yokogawa N，et al：Comparison of labial minor salivary gland biopsies from childhood Sjögren syndrome and age-matched controls．J Rheumatol，41：1178-1182，2014

第6章 治療

I 腺症状に対する治療

・腺症状に対する治療は基本的に対症療法である.
・グルココルチコイドや免疫抑制薬などによる，より積極的な治療介入については今後の検討が必要である.

1 唾液腺腫脹

唾液腺の腫脹・疼痛に対しては非ステロイド系抗炎症薬（non-steroidal anti-inflammatory drugs：NSAIDs）（イブプロフェンやナプロキセン，アセトアミノフェン）のみで対処できることもあるが明らかなエビデンスはない．細菌感染の関与が疑われる場合には抗菌薬を用いる．グルココルチコイド全身投与を要することがあり有効性が示されているが，投与量や減量の早さは個々の症例で異なる．副作用の問題もあり，小児では長期的な使用は難しい．唾液腺洗浄療法・拡張術・グルココルチコイド注入も有効である可能性がある[1-5]．

2 乾燥症状

乾燥症状を呈する場合には，成人と同様に対症療法が主となる．

a. 眼乾燥

眼乾燥に対しては，眼科と連携しながらの対応になるが，人工涙液やヒアルロン酸点眼液などが使われる[6]．長期使用の点から，防腐剤による角膜上皮障害をさけるため，防腐剤を含有しない点眼薬の投与がのぞましい．最近ではムチンの産生を促すジクアホソルナトリウム[7]やレバミピド[8]なども使用される．それぞれ眼脂や眼の刺激感を使用初期に認めたり，苦みを感じるなどの副作用が出現することもある．SSの重症例ではヒアルロン酸点眼液の使用で逆に悪化することもあるので，現在はジクアホソルナトリウムが第一選択として用いられる．欧米では成人のドライアイに対する治療薬に第一選択としてシクロスポリン点眼が用いられているが，本邦では保険適用外である．

b. 口腔乾燥

口腔乾燥には人工唾液の他，唾液腺における腺房細胞のムスカリン受容体を刺激することによって唾液分泌を促進させる薬剤として，ピロカルピン塩酸塩[9, 10]やセビメリン塩酸塩[11, 12]が用いられる．いずれも，発汗や嘔気・腹痛などが副作用としてみられることがあり，適宜用法用量を調整しなければならないこともある[13]．また，気道粘液潤滑薬であるカルボシステインやアンブロキソール[14]，漢方薬の麦門冬湯[15, 16]にも唾液分泌促進作用があるとされるが，SS治療におけるエビデンスは弱い．なお，内服薬のピロカルピン塩酸塩とセビメリン塩酸塩は成人のSSに対して適応を取得しているが，小児においては適応外である．またカルボシステインやアンブロキソール，麦門冬湯は，成人のSSにおいても保険適用外使用となる．

口腔内乾燥により口内炎やう歯の増加もしばしば認められ，歯科口腔外科との連携もとりながら，アズレンスルホン酸ナトリウム水和物製剤なども使用することがある．その他，口腔内の保湿を目的に市販されているケア用品を用いる場合もある．ジェルタイプやリキッドタイプなど種々の剤型があるが使用感などは個人差があり，必要に応じて患者に購入してもらう．

3 腺症状に対する免疫抑制療法

腺症状全般に対するグルココルチコイドの使用については，明らかな唾液や涙液の分泌量の改善傾向は認められていない．また，グルココルチコイド単独もしくは免疫抑制薬を加えた積極的な治療が，線組織破壊を抑制できるかどうかは明らかではない．しかし，線組織における炎症の程度や免疫抑制治療の強度・種類によって治療反応性が異なることも可能性としては考えられる[17]．

小児期SSにおいて乾燥症状を呈する例は少ない．しかしながら口唇粘膜生検やMRシアログラフィなどにおいて腺組織の炎症が検出されることも多い．それらに対して対症療法を行うのみでは，腺組織における炎症が長期間持続し腺機能の低下に至ることも予想される．したがって，小児期に診断された症例の長期予後の解明は今後の課題であり，小児期での積極的な治療介入が腺機能の予後改善に至るエビデンスを今後構築し，新たな治療戦略が確立されることを期待する．

文献

1) Yasuda S, et al：Abacterial prostatitis and primary biliary cirrhosis with Sjögren 's syndrome. Mod Rheumatol, 14：70-72, 2004
2) 岩尾 篤，杉山謙二：反復する耳下腺腫脹を契機に発見されたSjögren症候群の1例．小児科診療，67：1351-1354, 2004
3) De Luca R, et al：Endoscopic management of salivary gland obstructive diseases in patients with Sjögren's syndrome. J Craniomaxillofac Surg, 43：1643-1649, 2015
4) Shacham R, et al：Endoscopic treatment of salivary glands affected by autoimmune diseases. J Oral Maxillofac Surg, 69：476-481, 2011
5) Izumi M, et al：Corticosteroid irrigation of parotid gland for treatment of xerostomia in patients with Sjögren's syndrome. Ann Rheum Dis, 57：464-469, 1998
6) Mcdonald CC, et al：A randomised, crossover, multicentre study to compare the performance of 0.1% (w/v) sodium hyaluronate with 1.4% (w/v) polyvinyl alcohol in the alleviation of symptoms associated with dry eye syndrome. Eye (Lond), 16：601-607, 2002

7) Yokoi N, et al：Three percent diquafosol ophthalmic solution as an additional therapy to existing artificial tears with steroids for dry-eye patients with Sjögren's syndrome. Eye (Lond), 29：1204-1212, 2015
8) Arimoto A, et al：Effect of rebamipide ophthalmic suspension on signs and symptoms of keratoconjunctivitis sicca in Sjögren syndrome patients with or without punctal occlusions. Cornea, 33：806-811, 2014
9) Tomiita M, et al：Efficacy and safety of orally administered pilocarpine hydrochloride for patients with juvenile-onset Sjögren's syndrome. Mod Rheumatol, 20：486-490, 2010
10) Wu CH, et al：Pilocarpine hydrochloride for the treatment of xerostomia in patients with Sjögren's syndrome in Taiwan--a double-blind, placebo-controlled trial. J Formos Med Assoc, 105：796-803, 2006
11) Fife RS, et al：Cevimeline for the treatment of xerostomia in patients with Sjögren syndrome：a randomized trial. Arch Intern Med, 162：1293-1300, 2002
12) Leung KC, et al：The efficacy of cevimeline hydrochloride in the treatment of xerostomia in Sjögren's syndrome in southern Chinese patients：a randomised double-blind, placebo-controlled crossover study. Clin Rheumatol, 27：429-436, 2008
13) 戸谷収二, 他：ピロカルピン塩酸塩によるシェーグレン症候群の口腔乾燥症状に対する効果. Prog Med, 34：1589-1594, 2014
14) Ichikawa Y, et al：Clinical trial of ambroxol (Mucosolvan) in Sjögren's syndrome. Tokai J Exp Clin Med, 13：165-169, 1988
15) 西澤芳男, 他：原発性シェーグレン症候群唾液分泌能改善効果に対する前向き, 多施設無作為2重盲検試験. 日本唾液腺学会誌, 45：66-74, 2004
16) 大野修嗣, 他：シェーグレン症候群の唾液分泌障害に対する麦門冬湯の東洋医学的検討. Ther Res, 15：960-965, 1994
17) 岩田直美, 他：小児シェーグレン症候群における小唾液腺組織の経時的変化を観察しえた8例の経験. 日本臨床免疫学会会誌, 32：195-200, 2009

II 腺外症状に対する治療

・腺外症状に対しては，NSAIDs，グルココルチコイド，免疫抑制薬，ガンマグロブリン製剤などが用いられるが，ランダム化対照比較試験（RCT）によるエビデンスは限られている．
・重要臓器障害の治療は個々の疾患ガイドラインやSLEにおけるエビデンスを基に行われていることが多い．

1 全身症状

一般に対症療法が行われる．発熱に対してはNSAIDsを投与する．全身倦怠感に対してはリツキシマブやアバタセプトの有効性を示す報告もある[1-3]．うつ病・身体表現性障害・人格障害などは精神科医との連携が重要で，抗うつ坐薬や抗不安薬を用いることがある．

2 関節炎・関節痛

関節炎は通常非破壊性であり，NSAIDsで対応可能なことが多い．海外では抗マラリア薬であるヒドロキシクロロキンが用いられるが，本邦ではSSに対する保険適用はない．NSAIDsが無効な際にはRA/JIAに準じてメトトレキサート（methotrexate：MTX）を用いることもあるが明らかなエビデンスはなく，副作用とのバランスを考慮して用いる．短期間の少量グルココルチコイド療法も有効であるが，副作用を考慮して用いるべきである．

3 皮膚病変（環状紅斑など）

環状紅斑に対しては皮膚ループスに準じたグルココルチコイド局所療法が第一選択となる[4, 5]．範囲や重症度によってはグルココルチコイド全身投与の対象となる．成人を対象としたRCTでヒドロキシクロロキンの有効性が示されているが[4-6]，現時点で本邦では適応外である．またRCTではないが，MTXの有効性も示唆されている．その他，難治例に対してはアザチオプリン，ミコフェノール酸モフェチル（mycophenolate mofetil：MMF），ダプソン（ジアフェニルスルホン），また国内未承認薬であるが海外ではサリドマイドなどが選択肢とされる[4-8]．

血管炎による紫斑にはグルココルチコイド軟膏で対処することが多い．血管炎に伴う臓器障害を合併する際にはグルココルチコイド全身投与を要し，またアザチオプリン，MMF，MTXなどの併用も考慮する．

4 腎疾患（間質性腎炎・糸球体腎炎）

間質性腎炎に伴う（主として遠位）尿細管性アシドーシスに対しては重炭酸の補充，低カリウム血症に対してはクエン酸ナトリウム/カリウムによる補正を行う．サイアザイド系利尿薬も用いられる．低カルシウム血症とそれに伴う骨軟化症に対してはビタミンDと乳酸カルシウムを用いる．間質性腎炎自体に対するグルココルチコイドの適応は議論があるが，少なくとも急速に腎機能が低下する症例では中等量以上のグルココルチコイド投与を行う．免疫抑制薬についてはMMFの有効性が示されている[9]．

糸球体腎炎の合併は多くはないが，膜性腎炎，膜性増殖性腎炎・メサンギウム増殖性腎炎・半月体形成性腎炎などの報告があり生命予後を左右する[10]．病理組織型によってループス腎炎に基づいた治療が行われる．

5 筋炎

筋力低下を伴わない筋痛に対しては神経性疼痛に準じた治療が行われる[11]．CK上昇，生検，MRIなどで筋炎が疑われる場合の治療はエビデンスはないがグルココルチコイドが中心となる．若年性皮膚筋炎などの炎症性筋症のデータを基にMTX週1回投与法の併用も考慮される[12]．MMF，タクロリムス，静注ガンマグロブリン（intravenous immunoglobulin：IVIG）の有効性も報告されている[13-17]．

6 中枢神経疾患

多発性硬化症類似病変や視神経脊髄炎合併例に対してはパルス療法を含む大量グルココルチコイドを単独もしくはシクロホスファミド，アザチオプリン，MMF，タクロリムスなどの免疫抑制薬との併用で治療を開始する[18]．治療抵抗例では血漿交換やリツキシマブの有効性が示されている[18, 19]．無菌性髄膜炎は中等量から大量グルココルチコイドに反応するが，減量困難例では免疫抑制薬併用を要する例もある．

7 末梢神経障害

末梢神経障害に対しては症状に応じた治療を行う．慢性炎症性脱髄性多発根神経炎に対してはグルココルチコイド（プレドニゾロン換算で1 mg/kg）とIVIG 2 g/kg併用が推奨されている[20]．維持療法としてアザチオプリン，MMF，シクロホスファミドなどが用いられるが明確なエビデンスはない．重症例・不応例には血漿交換やリツキシマブを考慮する[21]．

脊髄後根神経節炎や感覚失調性ニューロパチーは症状が強くしばしば治療抵抗

性である．グルココルチコイド，血漿交換，IVIG，リツキシマブ，シクロホスファミド，アザチオプリンなどが用いられている[22]．

自律神経症状に対しては対症的な治療が行われるが，抗コリン作用のある薬剤は乾燥症状を増悪させる可能性がある．

神経性疼痛に対しては鎮痛薬，抗うつ薬，ガバペンチンなどが用いられる[23]．

8 クリオグロブリン血症

クリオグロブリン血症に関連した血管炎はその範囲や重症度により治療方針を決定する．全身症状を呈する血管炎では通常グルココルチコイドパルス療法，シクロホスファミド，アザチオプリン，MMF，血漿交換などが用いられ，最近ではリツキシマブの有効性も報告されている[24-27]．またクリオグロブリン血症に続発する膜性増殖性糸球体腎炎ではシクロホスファミド静注療法が用いられる．これらの治療法はいずれもRCTによるエビデンスはない．

9 血液系疾患

SSに合併した免疫性血小板減少性紫斑病に対するエビデンスはない．日本小児血液学会のガイドラインやSLE合併例の治療法を参考に，グルココルチコイドの投与もしくはIVIGを行い，不応例やグルココルチコイド減量困難例ではアザチオプリンやシクロスポリンなどの併用を考慮する[28, 29]．*Helicobacter pyroli*の関与が考えられる場合は除菌を考慮する．自己免疫性溶血性貧血に対してはグルココルチコイドが第一選択である[29]．

良性のリンパ節腫脹に対してはNSAIDsや中等量のグルココルチコイドが用いられる．グルココルチコイドによる治療は短期間で終了することを目指すが，減量とともに再燃する症例もあり，治療期間は個々の症例による．

悪性リンパ腫などのリンパ増殖性疾患合併は，小児では*Helicobacter pylori*感染が関与すると考えられた1例しか報告がないが[30]，発症した際には血液専門医との協力が重要で，化学療法やリツキシマブを用いる．

10 呼吸器・循環器疾患

間質性肺炎の合併は小児では報告がない．成人では軽症例では治療介入しないこともあるが，経口グルココルチコイド，グルココルチコイドパルス療法，シクロホスファミド・アザチオプリン・シクロスポリン・タクロリムスなどの免疫抑制薬が経験的に用いられる．

肺高血圧症は小児原発性SSでは報告が1例あり，グルココルチコイド・経口シクロホスファミド・カルシウム拮抗薬・抗凝固療法で改善している[31]．成人ではグルココルチコイド・免疫抑制薬による抗炎症療法とエンドセリン受容体拮抗薬・PDE5阻害薬・プロスタサイクリンなどによる肺血管拡張療法が行われる．胸膜炎・心外膜炎に対しては中等量から大量のグルココルチコイド薬を用いる．

11 肝障害

自己免疫性肝炎に対してはグルココルチコイドが第一選択であり，中等量から高用量のグルココルチコイドで治療開始する．抵抗例に対し，あるいはグルココルチコイド減量のためにアザチオプリンを用いることがある[32]．原発性胆汁性肝硬変に対してはウルソデオキシコール酸を用い，ベザフィブラートを併用することもある[33]．

12 甲状腺

橋本病の合併には甲状腺ホルモン薬，バセドウ病の合併には抗甲状腺薬を用いる．

文献

1) Dass S, et al：Reduction of fatigue in Sjögren syndrome with rituximab：result of a randomized double-blind, placebo-controlled pilot study. Ann Rheum Dis, 67：1541-1544, 2008
2) Devauchelle-Pensec V, et al：Treatment of primary Sjögren syndrome with rituximab：a randomized trial. Ann Intern Med, 160：233-242, 2014
3) Meiners PM, et al：Abatacept treatment reduced disease activity in early primary Sjögren syndrome（open-label proof of concept ASAP study）. Ann Rheum Dis, 73：1393-1396, 2014
4) Fox RI, et al：Treatment of primary Sjögren's syndrome with hydroxychloroquine. Am J Med, 85：62-67, 1988
5) Fox RI, et al：Treatment of primary Sjögren's syndrome with hydroxychloroquine：a retrospective open-label study. Lupus, 5：S31-S36, 1996
6) Jessop S, et al：Drugs for discoid lupus erythematosus. Cochrane Database Syst Rev, 4：CD002954, 2009
7) Ruzicka T, et al：Treatment of cutaneous lupus erythematosus with acitretin and hydroxychloroquine. Br J Dermatol, 127：513-518, 1992
8) Kuhn A, et al：Influence of smoking on disease severity and antimalarial therapy in cutaneous lupus erythematosus：analysis of 1002 patients from the EUSCLE database. Br J Dermatol, 171：571-579, 2014
9) Evans RD, et al：Tubulointerstitial nephritis in primary Sjögren syndrome：clinical manifestations and response to treatment. BMC Musculoskelet Disord, 17：2, 2016
10) Kidder D, et al：Kidney biopsy findings in primary Sjögren syndrome. Nephrol Dial Transplant, 30：1363-1369, 2015
11) Atzeni F, et al：Chronic widespread pain in the spectrum of rheumatological diseases. Best Pract. Res Clin Rheumatol, 25：165-171, 2011
12) Ruperto N, et al：Prednisone versus prednisone plus ciclosporin versus prednisone plus methotrexate in new-onset juvenile dermatomyositis：a randomised trial. Lancet, 387：671-678, 2016
13) Bunch TW, et al：Azathioprine with prednisone for polymyositis. A controlled, clinical trial. Ann Intern Med, 92：365-369, 1980
14) Majithia V & Harisdangkul V：Mycophenolate mofetil（CellCept）：an alternative therapy for autoimmune inflammatory myopathy. Rheumatology（Oxford）, 44：386-389, 2005
15) Colafrancesco S, et al：Myositis in primary Sjögren's syndrome：data from a multicentre cohort. Clin Exp Rheumatol, 33：457-464, 2015.
16) Oddis CV, et al：Rituximab in the treatment of refractory adult and juvenile dermatomyositis and adult polymyositis：a randomized, placebo-phase trial. Arthritis Rheum, 65：314-324, 2013
17) Mok CC, et al：Rituximab for refractory polymyositis：an open-label prospective study. J Rheumatol, 34：1864-1868, 2007
18) Mealy MA, et al：Comparison of relapse and treatment failure rates among patients with neuromyelitis optica：multicenter study of treatment efficacy. JAMA Neurol, 71：324-330, 2014
19) Radaelli M, et al：Neuromyelitis optica spectrum disorders：long-term safety and efficacy of rituximab in Caucasian patients. Mult Scler, 22：511-519, 2016
20) Nobile-Orazio E, et al：Intravenous immunoglobulin versus intravenous methylprednisolone for chronic inflammatory demyelinating polyradiculoneuropathy：a randomised controlled trial. Lancet Neurol, 11：493-502, 2012
21) van Schaik IN, et al：Pulsed high-dose dexamethasone versus standard prednisolone treatment for chronic inflammatory demyelinating polyradiculoneuropathy（PREDICT study）：a double-blind, randomised, controlled trial. Lancet Neurol, 9：245-253, 2010
22) Yamashita H, et al：Diagnosis and treatment of primary Sjögren syndrome-associated peripheral neuropathy：a six-case series. Mod Rheumatol, 23：925-933, 2013
23) Vitali C & Del Papa N：Pain in primary Sjögren's syndrome. Best Pract Res Clin Rheumatol, 29：63-70, 2015

24) Cacoub P, et al：Cryoglobulinemia vasculitis. Am J Med, 128：950-955, 2015
25) Terrier B, et al：Non HCV-related infectious cryoglobulinemia vasculitis：results from the French nationwide CryoVas survey and systematic review of the literature. J Autoimmun, 65：74-81, 2015
26) Visentini M, et al：Efficacy of low-dose rituximab for the treatment of mixed cryoglobulinemia vasculitis：phase II clinical trial and systematic review. Autoimmune Rev, 14：889-896, 2015
27) De Vita S, et al：A randomized controlled trial of rituximab for the treatment of severe cryoglobulinemic vasculitis. Arthritis Rheum, 64：843-853, 2012
28) 日本小児血液学会ITP委員会：小児特発性血小板減少性紫斑病～診断・治療・管理ガイドライン．日本小児血液学会雑誌，18：210-218, 2004
29) Newman K, et al：Management of immune cytopenias in patients with systemic lupus erythematosus - Old and new. Autoimmun Rev, 12：784-791, 2013
30) 福本由紀子，他：MALTリンパ腫を合併した小児シェーグレン症候群の1例．日本臨床免疫学会会誌，23：49-56, 2000
31) Zhang X & Zeng X：Severe pulmonary hypertension in pediatric primary Sjögren syndrome. A case report. J Clin Rheumatol, 13：276-277, 2007
32) 厚生労働科学研究費補助金 難治性疾患克服研究事業「難治性の肝・胆道疾患に関する調査研究」班：自己免疫性肝炎（AIH）の診療ガイドライン（2013年），2014 [http://minds.jcqhc.or.jp/n/med/4/med0196/G0000703/0001]
33) 厚生労働省難治性疾患克服研究事業「難治性の肝・胆道疾患に関する調査研究」班，他：原発性胆汁性肝硬変（PBC）診療ガイドライン（2012年）．肝臓，53：633-686, 2012

第7章 管理

I 日常生活の注意事項

・「疾患の正しい知識」と「心構え」を患者自身に理解してもらうことが肝要である.

SSは長期間にわたる慢性疾患であることから,「疾患の正しい知識」と「心構え」を患者自身に理解してもらうことが大切である. まず, 疾患についての知識は, 医師に尋ねたり, 疾患に関するテキストを読んだり, 患者会で学ぶことで得られるもので, ①本疾患は自己免疫疾患である, ②慢性に経過する炎症性疾患である, ③病気の勢いには波がある, ④医学の進歩は日進月歩で, 新しい治療が開発されている, などを理解していただく. 次に, 心構えとしては, ①病気と共存する, ②生活を積極的にエンジョイする工夫をする, できることは何でもやってみる, 人と同じことができなくても, 他の方法で楽しむ工夫をする, ③同じ病気にかかっているのは自分一人ではない, ④悪い方へばかり考えない, などの考え方が重要であろう.

他の小児リウマチ性疾患でも一般的にいえることであるが, 日常生活で気をつけることを以下に記した（**表**）[1].

表 小児リウマチ性疾患において日常生活で気をつけること

・規則正しい生活を送る
・安静と十分な睡眠をとり, 過労をさける. 時間が許すなら昼寝をする
・好き嫌いせずにバランスの取れた食事（栄養素, カルシウムなど）を摂る
・食後はう歯を防ぐために, 歯の手入れをしっかり行う
・寒冷による身体の冷えを防ぎ, 流行性ウイルス感染に注意する
・外傷, 手術などの肉体的ストレスをさける
・なるべく精神的ストレスを抱えない
・適正な体重の維持を図る
・散歩, ジョギング, サイクリング, 過度にならないクラブ活動など適度の運動を行う
・強い日光をさけ, 日中, 山, 海, スキーでは, 帽子, 長袖シャツ, 日焼け止めクリームを使用する
・必要な薬をしっかり服用する
・必ず定期的な診察・検査を受ける

文献

1) シェーグレン症候群（指定難病53）. 難病情報センター, 2015
[http://nanbyou.or.jp/entry/111]

Ⅱ　妊娠・新生児ループス

・SS単独による妊娠合併症は稀である.
・新生児ループスは，経胎盤移行した抗SS-A/Ro抗体による受動的自己免疫疾患である．稀に，自己免疫性先天性房室ブロックなどの重篤な心疾患を認めることがあり，産婦人科・内科・小児科の連携が重要である.

成人期発症SSと同様に，小児期発症SS患者の多くは女性であるため，妊娠に関する情報提供が大切である．また，妊娠合併症や新生児ループスへの対応が必要となる場合があり，産婦人科・内科・小児科の連携が重要である.

1 妊娠への影響

SS患者では，不妊・妊娠高血圧などの妊娠合併症は稀である[1]．しかしながら，SSに合併する他の自己免疫疾患には，妊娠合併症を考慮すべき疾患があるため，妊娠判明時には診断の再評価を行うことがのぞましい.

例えば，SLEでは，妊娠高血圧症候群の発生頻度が高く，腎機能が悪化する可能性がある．また，SLEの病勢が増悪する可能性もあるため，十分な内科的管理が必要である．また，抗リン脂質抗体症候群（anti-phospholipid antibody syndrome：APS）およびAPSを合併したSLEにおいては，妊娠高血圧症候群や血栓症の発症だけでなく，流・死産，子宮内胎児発育遅延を合併する頻度が高く，慎重な内科・産婦人科・周産期管理が必要である.

2 新生児ループス

新生児ループス（neonatal lupus erythematosus：NLE）は，主に母体の抗SS-A/Ro抗体が，胎児に経胎盤移行し，受動的に発症する自己免疫疾患である．大部分のNLEは，一過性に皮疹・肝機能障害・血小板減少などの血液異常を呈するが，これらの症状は生後6カ月までには自然消退する．一方，稀ではあるが，不可逆的な病変として，自己免疫性先天性房室ブロック（autoimmune congenital heart block：ACHB）[2]・心内膜線維弾性症[3]・拡張型心筋症[4]などの重篤な心疾患を認めることもある．ACHBによる死亡は14～34％と高く，60％以上の症例でペースメーカーを必要とすることから[5-7]，早期の出生前診断と，心機能や不整脈の評価および緊急ペースメーカー治療が可能な施設での周産期管理が不可欠である．NLEによる心病変により胎児水腫や心機能低下を認める胎児に対して，母体への胎盤通過性グルココルチコイド[8]やβ刺激薬[9]の投与が試みられているが,効果や安全性についてのエビデンスは確立していない.

抗SS-A/Ro抗体陽性母体の児ではACHBの発症が懸念されるが, これらの児におけるNLEの発症は約10%, ACHBの発症率は約1%であり[6], 抗SS-A/Ro抗体の病原性は明らかではない. また, 児のNLE発症と母体におけるSSの診断の有無や症状との関連も示されていない. したがって, 妊婦健診ではSS母体や抗SS-A/Ro抗体陽性母体のみならず, すべての妊婦において, 胎児の心疾患のスクリーニングを行うことがのぞましい.

抗SS-A/Ro抗体陽性母体の児におけるACHBの予防として, これまでさまざまな介入研究がなされているが, 残念ながら母体への胎盤通過性グルココルチコイド投与・IVIG・血漿交換による予防効果の根拠は乏しい[10]. 母体へのヒドロキシクロロキン投与については, 海外において臨床試験が進行中であり (PATCH study)[11], 本邦でも医師主導試験としてJ-PATCH studyが始まっている (詳細はUMIN000028979を参照).

文献

1) Haga HJ, et al : Pregnancy outcome in patients with primary Sjögren's syndrome. a case-control study. J Rheumatol, 32 : 1734-1736, 2005
2) Buyon J, et al : Complete congenital heart block : risk of occurrence and therapeutic approach to prevention. J Rheumatol, 15 : 1104-1108, 1988
3) Nield LE, et al : Maternal Anti-Ro and Anti-La Antibody-Associated Endocardial Fibroelastosis. Circulation, 105 : 843-848, 2002
4) Moak JP, et al : Congenital heart block : development of late-onset cardiomyopathy, a previously underappreciated sequela. J Am Coll Cardiol, 37 : 238-242, 2001
5) Villain E, et al : Presentation and prognosis of complete atrioventricular block in childhood, according to maternal antibody status. J Am Coll Cardiol, 48 : 1682-1687, 2006
6) Buyon JP, et al : Autoimmune-Associated Congenital Heart Block : Demographics, Mortality, Morbidity and Recurrence Rates Obtained From a National Neonatal Lupus Registry. J Am Coll Cardiol, 31 : 1658-1666, 1998
7) Izmirly PM, et al : Maternal and fetal factors associated with mortality and morbidity in a multi-racial/ethnic registry of anti-SSA/Ro-associated cardiac neonatal lupus. Circulation, 124 : 1927-1935, 2011
8) Eliasson H, et al : Isolated atrioventricular block in the fetus : A retrospective, multinational, multicenter study of 175 patients. Circulation, 124 : 1919-1926, 2011
9) Yoshida H, et al : Treatment of fetal congenital complete heart block with maternal administration of beta-sympathomimetics (terbutaline) : a case report. Gynecol Obstet Invest, 52 : 142-144, 2001
10) Gleicher N & Elkayam U : Preventing congenital neonatal heart block in offspring of mothers with anti-SSA/Ro and SSB/La antibodies : A review of published literature and registered clinical trials. Autoimmun Rev, 12 : 1039-1045, 2013
11) NIAMS : Preventive Approach to Congenital Heart Block with Hydroxychloroquine (PATCH Study) [http://neonatallupus.com/new-research.html]

III 疾患活動性の評価

- 自覚症状を評価する指標としてESSPRIが，全身症状を評価する指標としてESSDAIが作成されている.
- ESSDAIは，乾燥症状出現の頻度が低い小児期SSの活動性を，より的確に評価する可能性がある.

欧州リウマチ学会のタスクフォースにより，ESSPRI（EULAR Sjögren's syndrome patient reported index）とESSDAI（EULAR Sjögren's syndrome disease activity index）という，新たな2つの疾患活動性指標が作成されている[1-3].

ESSPRIは自覚症状を評価する指標で，患者に3つの質問に答えてもらい平均点を算出する.

ESSDAIはこれまでの乾燥症状を主体とした評価方法と異なり，全身症状を評価する指標として作成された．ESSDAIの採点方法は，まず疾患活動性に関連があると考えられている臓器病変を中心とした12の領域に関して，各領域の活動性を0（活動性なし）～3（高活動性）で評価する．領域ごとに活動性に影響を与える大きさにより重みづけされた係数が定められており，各領域の活動性の点数を重みづけ係数とかけ合わせた後，これらの合計点を算出する．理論上ではESSDAIは0～123点となるが，実際には0～40点ほどの範囲で変動すると想定され，ESSDAIの点数は，5点未満が低疾患活動性，5～13点が中等度疾患活動性，14点以上が高疾患活動性とされる．乾燥症状出現頻度が低い小児においては，これまでの指標に比べ小児期SSの活動性をより的確に評価できる可能性があり，今後の検討が待たれる.

なお，日本シェーグレン症候群学会により作成されたESSPRIとESSDAIの日本語版を巻末のAppendixに掲載した.

文献

1) Seror R, et al：EULAR Sjögren's Syndrome Patient Reported Index（ESSPRI）：development of a consensus patient index for primary Sjögren's syndrome. Ann Rheum Dis, 70：968-972, 2011
2) Seror R, et al：EULAR Sjögren's Syndrome Disease Activity Index：development of a consensus systemic disease activity index for primary Sjogren's syndrome. Ann Rheum Dis, 69：1103-1109, 2010
3) Seror R, et al：EULAR Sjögren's Syndrome Disease Activity Index（ESSDAI）：a user guide. RMD Open, 1：e000022, 2015

Ⅳ 患者会

SSの患者会として，日本シェーグレン症候群患者の会（NPO法人シェーグレンの会）がある．総会やブロックミニ集会での勉強会，交流会や，傾聴ボランティアなどの活動を行っている．URLは以下の通りである．

・http://www.maeda-shoten.com/sjogren/index.html

Appendix

ESSPRI&ESSDAI日本語改定版※

※日本シェーグレン症候群学会[1]より許諾を得て掲載

EULARタスクフォースは原発性シェーグレン症候群に対する国際的な評価基準を作成した．ひとつは自己記入方式の自覚症状を評価するESSPRI（EULAR Sjögren's Syndrome Patient Reported Index）であり[2]，もうひとつは全身症状を評価するESSDAI（EULAR Sjögren's Syndrome Disease Activity Index）である[3]．日本シェーグレン症候群学会 ESSPRI・ESSDAI小委員会においてそれらを翻訳して日本語版を作成した．その後に発表されたESSDAIの利用手引[4]を踏まえて今回の改定版を作成した．

※ESSPRIの使用方法

記入例にならって患者さんに3つの質問に答えてもらい，3つの質問の平均点がESSPRIの得点となる．

> **◆計算例**
> 乾燥症状 6，疲労感 6，痛み 3なら，
> (6＋6＋3)÷3＝5点となる．

※ESSDAIの使用方法

この評価基準を使用するときの注意点として，前回の評価を参照せずに現在の状態を記入すること，病気と関係しない症状を評価しないこと，慢性に経過した（少なくとも12カ月間安定した）不可逆的な長期安定した症状は「活動性なし」とすること，そしてシェーグレン症候群に由来しないものは点数に含めないようにすることである．

評価する項目（領域）は全部で12あり，それぞれの（ ）内の数字は領域の重みを表す．領域ごとに点数（活動性なし：0点，低活動性：1点，中等度活動性：2点，高活動性：3点）に重みをかけて領域の点数とする．最後に領域の点数の総合計を求めてESSDAIの得点とする．ESSDAIは0～123点の値になる．

> **◆計算例**
> **健康状態と血液障害が「低活動性」の1点で，残りは「活動性なし」の場合には健康状態の重み3×1＋血液障害の重み2×1＝5点となる．**

ESSPRIの点数が5点未満を患者が許容できる状態とし，1点以上の低下あるいは前値の15％以上低下する場合を意味のある改善とする．

ESSDAIの点数が5点未満を低疾患活動性（LDA），5～13を中等度疾患活動性（MDA），14点以上を高疾患活動性（HDA）とし，ESSDAIが3点以上低下する場合を意味のある改善とする．

日本シェーグレン症候群学会
ESSPRI・ESSDAI小委員会
2013年9月13日作成
2015年9月17日改定

Appendix 文献

1) 日本シェーグレン症候群学会：ESSPRI & ESSDAI日本語版［http://sjogren.jp/releases/view/00025］
2) Seror R, et al : EULAR Sjögren's Syndrome Patient Reported Index（ESSPRI）: development of a consensus patient index for primary Sjögren's syndrome. Ann Rheum Dis, 70 : 968-972, 2011
3) Seror R, et al : EULAR Sjögren's Syndrome Disease Activity Index : development of a consensus systemic disease activity index for primary Sjögren's syndrome. Ann Rheum Dis, 69 : 1103-1109, 2010
4) Seror R, et al : EULAR Sjögren's syndrome disease activity index（ESSDAI）: a user guide. RMD open, 1 : e000022, 2015

ESSPRI日本語版

これからあなたの病気に関する質問をします．以下のすべての質問に答えてくださるよう，ご協力をお願いします．

なお症状に対する質問は，最近の2週間で一番状態が悪かったときのことを答えてください．そして，あなたの状態を最もよく表していると思う場所に，例にならって×印をひとつだけつけてください．

例：

痛みは感じない	□ 0	□ 1	□ 2	□ 3	□ 4	□ 5	☒ 6	□ 7	□ 8	□ 9	□ 10	考えうる最大の痛み

1）最近2週間で，乾燥症状（目，口，鼻，皮膚など）はどの程度ですか？

乾燥症状はない	□ 0	□ 1	□ 2	□ 3	□ 4	□ 5	□ 6	□ 7	□ 8	□ 9	□ 10	考えうる最大の乾燥状態

2）最近2週間で，疲労感はどの程度ですか？

疲労は感じない	□ 0	□ 1	□ 2	□ 3	□ 4	□ 5	□ 6	□ 7	□ 8	□ 9	□ 10	考えうる最大の疲労感

3）最近2週間で，痛み（上肢や下肢の筋肉痛や関節痛）はどの程度ですか？

痛みは感じない	□ 0	□ 1	□ 2	□ 3	□ 4	□ 5	□ 6	□ 7	□ 8	□ 9	□ 10	考えうる最大の痛み

ご協力ありがとうございました

ESSDAI日本語改定版

健康状態（3） シェーグレン症候群と無関係なもの（感染症由来の発熱や自発的な減量など）を含めないようにしてください ただし，リンパ腫に関連したものは含めてください			
活動性なし	以下の症状がない	□	0
低活動性	微熱，間欠熱（37.5〜38.5度），盗汗[1]，あるいは5〜10％の体重減少[2]	□	3
中等度活動性	高熱（＞38.5度），盗汗[1]，あるいは＞10％の体重減少[2]	□	6

1　最近4週間の発熱，盗汗を質問する．週2回以上＞38.5度の熱があるか，寝巻が濡れるほどの盗汗は中等度活動性とする．それ以外の発熱や盗汗は低活動性とする．
2　最近12週間の体重減少で判断する．

リンパ節腫脹およびリンパ腫（4） シェーグレン症候群と無関係なもの（感染症由来のリンパ節腫脹）や多発性骨髄腫は含めないようにしてください			
活動性なし	以下の症状がない	□	0
低活動性	リンパ節腫脹：領域不問≧1 cmまたは鼠径≧2 cm	□	4
中等度活動性	リンパ節腫脹：領域不問≧2 cmまたは鼠径≧3 cm，あるいは脾腫（触診，画像のいずれか）	□	8
高活動性	現在の悪性B細胞増殖性疾患[3]	□	12

3　WHO分類基準（Campo E et al. Blood 2011：117：5019-32）に従う．治療後6カ月をこえて完全寛解を維持しているものは除く．

腺症状（2） シェーグレン症候群と無関係なもの（結石，感染，サルコイドーシス，IgG4関連疾患など）を含めないようにしてください			
活動性なし	腺腫脹なし	□	0
低活動性	軽度の腺腫脹 耳下腺腫脹（≦3 cm），あるいは限定された顎下腺（≦2 cm）または涙腺（≦1 cm）の腫脹[4]	□	2
中等度活動性	著明な腺腫脹 耳下腺腫脹（＞3 cm），あるいは目立った顎下腺（＞2 cm）または涙腺（＞1 cm）の腫脹[4]	□	4

4　耳下腺，顎下腺，涙腺は体表から触知可能な腫脹を測定し，エコーによる計測はしないこと．リンパ腫による腫脹は除外すること．

関節症状（2） シェーグレン症候群と無関係なもの（変形性関節症など）を関節症状に含めないようにしてください			
活動性なし	現在活動性の関節症状なし		0
低活動性	朝のこわばり（＞30分）を伴う手指，手首，足首，足根，足趾の関節痛[5]		2
中等度活動性	28関節のうち1～5個の関節滑膜炎[6]		4
高活動性	28関節のうち6個以上の関節滑膜炎[6]		6

5　最近4週間に経験した関節痛．
6　DAS28で用いる28関節を触診あるいは超音波検査で評価する．

皮膚症状（3） 不可逆的障害による安定した長期の症状，あるいはシェーグレン症候群と無関係なものは活動性なしにしてください			
活動性なし	現在活動性の皮膚症状なし		0
低活動性	多型紅斑		3
中等度活動性	蕁麻疹様血管炎あるいは足首以遠の紫斑を含む限局性皮膚血管炎[7]，あるいはSCLE（subacute cutaneous lupus erythematosus）		6
高活動性	蕁麻疹様血管炎あるいは広範囲の紫斑含むびまん性皮膚血管炎[7]，あるいは血管炎関連潰瘍		9

7　体表面積の18％未満を限局性，体表面積の18％以上をびまん性とする．紫斑以外の血管炎由来と考える皮疹は生検で確認するか，クリオブロブリンの存在を少なくとも1回確認すること．
体表面積Body surface area（BSA）は熱傷で使う9％ルールで求める．すなわち手掌(指は除く)＝1％BSA；片側下肢＝18％BSA；片側上肢＝9％BSA；体幹(前面)＝18％BSA；体幹(背面)＝18％BSA

肺病変（5） 不可逆的障害による安定した長期の症状，あるいはシェーグレン症候群と無関係なもの（喫煙など）は活動性なしにしてください			
活動性なし	現在活動性の肺病変なし		0
低活動性	以下の2項目のいずれかを満たす ・気管支病変[8]による持続する咳で，単純レントゲンで異常を認めない ・単純レントゲンあるいはHRCTで間質性肺病変[9]を認め，息切れがなくて呼吸機能検査が正常		5
中等度活動性	中等度の活動性肺病変で，HRCTで間質性肺病変[9]があり以下の2項目のいずれかを満たす ・労作時息切れあり（NYHA Ⅱ） ・以下の呼吸機能検査異常を認める －70％＞DLCO≧40％，あるいは80％＞FVC≧60％		10
高活動性	高度の活動性肺病変で，HRCTで間質性肺病変[9]があり以下の2項目のいずれかを満たす ・安静時息切れあり（NYHA Ⅲ，Ⅳ） ・以下の呼吸機能検査異常を認める －DLCO＜40％，あるいはFVC＜60％		15

8　HRCTで気管支壁肥厚または気管支拡張，あるいは呼吸機能検査で閉塞性障害が確認されたもの．
9　間質性肺病変はHRCTで少なくとも1回はすりガラス陰影主体の陰影を確認する．HRCTは症状やレントゲンや肺機能が悪化した時に再検することが推奨される．
FVC：forced vital capacity（努力肺活量），HRCT：high-resolution CT（高分解能CT），NYHA：New York Heart Association

腎病変（5） 不可逆的障害による安定した長期の症状，あるいはシェーグレン症候群に無関係のものは活動性なしにしてください 腎生検が施行済みなら，組織学的所見を優先した活動性評価をしてください			
活動性なし	現在活動性腎病変なし ・蛋白尿< 0.5 g/dL，かつ血尿なし，かつ膿尿なし，かつアシドーシスなし ・不可逆的な障害による安定した持続蛋白尿	□	0
低活動性	以下に示すような軽度の活動性腎病変 ・腎不全を伴わない（GFR[10]≧60 mL/min）尿細管アシドーシス[11] ・糸球体病変で，次の2項目の両方を満たす －蛋白尿を伴う（0.5～1 g/日） －血尿や腎不全がない（GFR[10]≧60 mL/min）	□	5
中等度活動性	以下に示すような中等度活動性腎病変 ・腎不全を伴う（GFR[10]< 60 mL/min）尿細管アシドーシス[11] ・糸球体病変で以下の2項目の両方を満たす －蛋白尿を伴う（1～1.5 g/日） －血尿や腎不全がない（GFR[10]≧60 mL/min） ・組織学的に膜性腎症以外の糸球体腎炎，あるいは間質の目立ったリンパ球浸潤を認める	□	10
高活動性	以下に示すような高活動性腎病変 ・糸球体病変で蛋白尿を伴う（> 1.5 g/日），あるいは血尿を認める，あるいは腎不全がある（GFR[10]< 60 mL/min） ・組織学的に増殖性糸球体腎炎あるいは，クリオグロブリン関連腎病変を認める	□	15

10　GFR：glomerular filtration rate（糸球体濾過率）はMDRD計算式で求める．
11　尿細管アシドーシスは基準値を外れた高クロール血症および血中重炭酸低値を認めるものに限定する．

筋症状（6） ステロイドによる筋脱力のようなシェーグレン症候群と無関係のものは評価に含めないようにしてください			
活動性なし	現在活動性の筋症状なし	□	0
低活動性	筋電図（EMG）[12]あるいはMRIあるいは筋生検[13]で異常を認める軽度活動性筋炎で，以下の2項目の両方を満たす ・脱力はない ・CKは基準値（N）の2倍以下（N≦CK≦2N）	□	6
中等度活動性	筋電図（EMG）[12]あるいはMRIあるいは筋生検[13]で異常を認める中等度活動性筋炎で，以下の2項目のいずれかを満たす ・筋力テストで4／5（5段階評価の4）の筋脱力を認める ・CK上昇を伴う（2N< CK≦4N）	□	12
高活動性	筋電図（EMG）[12]あるいはMRIあるいは筋生検[13]で異常を認める高度活動性筋炎で，以下の2項目のいずれかを満たす ・筋力テストで≦3／5の脱力を認める ・CK上昇を伴う（CK> 4N）	□	18

12　筋電図は神経内科専門医によって施行されることが推奨される．
13　以前に行った筋生検で筋炎が証明されていれば，再燃時に新たな筋生検は不要である．

末梢神経障害（5） 不可逆的障害による安定した長期の症状，あるいはシェーグレン症候群に無関係のものは活動性なしにしてください 神経伝導検査（NCS）を少なくとも1回行い末梢神経障害を証明すること（脳神経と小径神経ニューロパチーを除く）			
活動性なし	現在活動性の末梢神経障害なし	□	0
低活動性	以下に示すような軽度活動性末梢神経障害 ・神経伝導検査（NCS）で証明された純粋感覚性軸索多発神経症 ・三叉神経痛 ・証明された小径線維ニューロパチー[14]	□	5
中等度活動性	神経伝導検査（NCS）で証明された以下に示すような中等度活動性末梢神経障害 ・運動障害（筋力テストで4／5）を伴う軸索性感覚運動神経症 ・クリオグロブリン性血管炎を伴う純粋感覚神経症 ・軽度か中等度の運動失調のみ伴う神経節症[15] ・軽度の機能障害（筋力テストで4／5，あるいは軽度の運動失調がある）を伴った慢性炎症性脱髄性多発神経症（CIDP）[16] 末梢性の脳神経障害（三叉神経痛を除く）	□	10
高活動性	神経伝導検査（NCS）で証明された以下に示すような高度の活動性末梢神経障害 ・筋力テストで≦3／5を伴う軸索性感覚運動神経症 ・血管炎による末梢神経障害（多発性単神経炎など） ・神経節症[15]による重度の運動失調 ・重度の機能障害（筋力テストで≦3／5，あるいは重度の運動失調）を伴った慢性炎症性脱髄性多発神経症（CIDP）[16]	□	15

14　皮膚生検，レーザー誘発電位の異常または欠如，温度刺激に対する定量的感覚検査の異常などで確認する．
15　運動失調を伴う純粋感覚障害で，神経伝導検査（NCS）でびまん性障害か感覚性電位の欠如．
16　臨床症状（四肢感覚運動障害，近位筋障害，全般性無反応，上肢を侵す初期の感覚症状あるいは関連した脳神経障害）で示唆される多発性根神経症，髄液中蛋白増加，あるいは病気を支持する神経伝導検査（NCS）異常（運動潜時の延長，神経伝導速度の低下，伝導ブロックあるいは時間的分散）．

中枢神経障害（5） 不可逆的障害による安定した長期の症状，あるいはシェーグレン症候群に無関係のものは活動性なしにしてください 中枢神経障害（リンパ球性髄膜炎を除く）の症状を説明しうる，同年代健常者のMRI像とは異なる異常所見（熟練した神経放射線科や神経内科による読影）が必須			
活動性なし	現在活動性の中枢神経障害なし	□	0
中等度活動性	以下に示すような中等度の活動性中枢神経障害 ・中枢性の脳神経障害 ・視神経炎[17] ・純粋感覚障害か証明された知的障害のみ伴う多発性硬化症（MS）様症候群[18]	□	10
高活動性	以下に示すような高度活動性中枢神経障害 ・脳血管障害を伴う脳血管炎または一過性脳虚血発作[19] ・痙攣 ・横断性脊椎炎 ・リンパ球性髄膜炎 ・運動障害を伴う多発性硬化症（MS）様症候群[18]	□	15

17　視覚誘発電位かMRIで確認する．
18　熟練した神経内科医によって確定診断されたMSや2010 McDonald MS 分類基準（Polman CH, et al. Ann Neurol 2011；69：292-302）を満たす症例は除外すること．
19　動脈硬化や心原性塞栓，感染症，他の自己免疫性疾患によると考えられるものは除外すること．

血液障害（2）			
以下のことに注意してください −貧血，好中球減少，血小板減少については自己免疫性血球減少のみを考慮してください −シェーグレン症候群と無関係の血球減少は評価に含めないようにしてください			
活動性なし	自己免疫性血球減少なし	□	0
低活動性	自己免疫性血球減少で以下の３項目のいずれかを満たす ・好中球減少[20]（1,000＜好中球＜1,500/mm^3）を伴う ・貧血[21]（10＜Hb＜12 g/dL）を伴う ・血小板減少[22]（100,000＜血小板＜150,000/mm^3）を伴う あるいはリンパ球減少（500＜リンパ球＜1,000/mm^3）を認める	□	2
中等度活動性	自己免疫性血球減少で以下の３項目のいずれかを満たす ・好中球減少[20]（500≦好中球≦1,000/mm^3）を伴う ・貧血[21]（8≦Hb≦10 g/dL）を伴う ・血小板減少[22]（50,000≦血小板≦100,000/mm^3）を伴う あるいはリンパ球減少（リンパ球≦500/mm^3）を認める	□	4
高活動性	自己免疫性血球減少で以下の３項目のいずれかを満たす ・好中球減少[20]（好中球＜500/mm^3）を伴う ・貧血[21]（Hb＜8 g/dL）を伴う ・血小板減少[22]（血小板＜50,000/mm^3）を伴う	□	6

20 他に原因が見つからない好中球減少．民族性のものや薬剤誘発性の好中球減少は除外すること．
21 鉄欠乏やビタミン欠乏に伴う貧血は除外すること．
22 脾機能亢進に伴う血小板減少は除外すること．

生物学的所見（1）			
活動性なし	下記の生物学的所見なし	□	0
低活動性	以下の３項目のいずれかを認める ・クローン成分[23] ・低補体（低C4または低C3または低CH50） ・高ガンマグロブリン血症，高IgG血症（IgG 1,600～2,000 mg/dL）[24]	□	1
中等度活動性	以下の３項目のいずれかを認める ・クリオグロブリンの存在[25] ・高ガンマグロブリン血症，高IgG血症（IgG＞2,000 mg/dL）[24] ・最近出現した[26]低ガンマグロブリン血症，低IgG血症（IgG＜500 mg/dL）	□	2

23 血液蛋白電気泳動，血清（または尿）の免疫固定，血清遊離L鎖の異常で検出できる．
24 ガンマグロブリンとIgGの両者を測定した場合，高い方の値を選び，以後はその値をフォローすること．
25 臨床症状がなく，クリオクリット値が１％未満であっても中等度疾患活動性とする．クリオグロブリンに関連した臨床症状は他の領域の活動性に加点される．
26 最近６カ月以内．

索引

数字

欧文

和文

● あ行

● か行

● さ行

● た・な行

● は行

● ま行

● ら行

小児期シェーグレン症候群（SS）診療の手引き　2018年版

2018年5月15日　第1刷発行

編　集	厚生労働科学研究費補助金 難治性疾患等政策研究事業 若年性特発性関節炎を主とした小児リウマチ性疾患の診断基準・重症度分類の標準化とエビデンスに基づいたガイドラインの策定に関する研究班 シェーグレン症候群分担班
協　力	日本小児リウマチ学会，日本リウマチ学会
監　修	日本シェーグレン症候群学会
発行人	一戸裕子
発行所	株式会社　羊　土　社 〒101-0052 東京都千代田区神田小川町2-5-1 TEL　03（5282）1211 FAX　03（5282）1212 E-mail　eigyo@yodosha.co.jp URL　www.yodosha.co.jp/
印刷所	株式会社平河工業社

ISBN978-4-7581-1836-1

小児膠原病診療の手引き　刊行書籍のご案内

羊土社

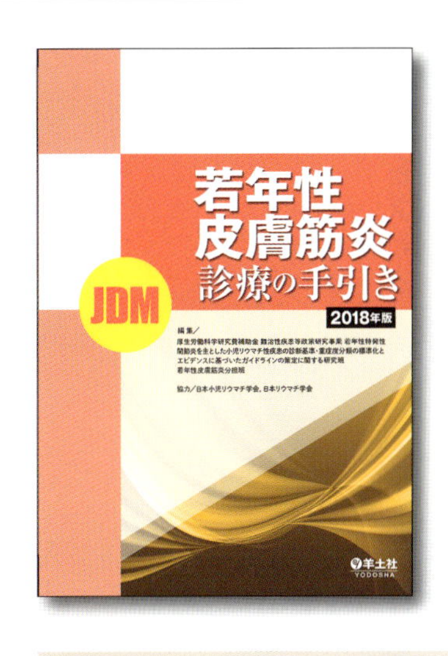

若年性皮膚筋炎（JDM）診療の手引き　2018年版

編集／厚生労働科学研究費補助金 難治性疾患等政策研究事業 若年性特発性関節炎を主とした小児リウマチ性疾患の診断基準・重症度分類の標準化とエビデンスに基づいたガイドラインの策定に関する研究班 若年性皮膚筋炎分担班

協力／日本小児リウマチ学会，日本リウマチ学会

■ 定価（本体 4,000円＋税）　■ A4判　■ 125頁
■ ISBN 978-4-7581-1835-4

目次

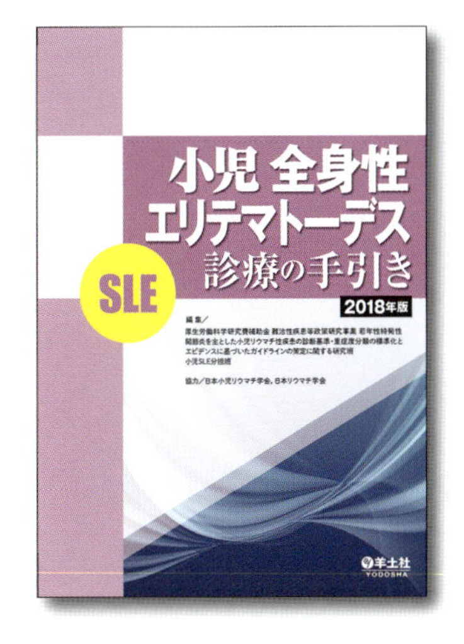

小児全身性エリテマトーデス（SLE）診療の手引き　2018年版

編集／厚生労働科学研究費補助金 難治性疾患等政策研究事業 若年性特発性関節炎を主とした小児リウマチ性疾患の診断基準・重症度分類の標準化とエビデンスに基づいたガイドラインの策定に関する研究班 小児SLE分担班

協力／日本小児リウマチ学会，日本リウマチ学会

■ 定価（本体 2,200円＋税）　■ A4判　■ 53頁
■ ISBN 978-4-7581-1837-8

目次